世界一やさしい！
尿路結石の本

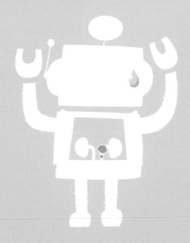

［著］Evan R. Goldfischer

［監修］柴垣有吾 聖マリアンナ医科大学 腎臓・高血圧内科 教授

［監訳］冨永直人 川崎市立多摩病院 腎臓・高血圧内科 部長

Even Urologists Get
KIDNEY STONES
An Essential Guide To Kidney Stone Treatment and Prevention

中外医学社

Evan R. Goldfischer, MD, MBA, CPI, CPE
Even Urologists Get Kidney Stones

First published by ERG Urology in 2018
Copyright © Evan R. Goldfischer, MD, MBA, CPI, CPE, 2018
Japanese translation rights arranged with ERG Urology
through Japan UNI Agency Inc.

献　呈

私の真の宝であるジュリー，サブリナ，ジジに捧げる

謝　辞

　　下記に示す皆さんのご援助とご協力がなければ，本書を完成させることはできなかった．お力添えに感謝申し上げる．

Lisa Iannucci: 原稿作成の援助
Tracie Gipson, Dr. John Asplin and Amy Effron: 原稿の校正
Betsy Gold: レイアウトおよび本書のデザイン
Boston Scientific 社 : 本書における同社のアートワークの使用許可

原著の推薦文

　医療従事者向けではなく，一般の読者向けに書こうとしている"正にその病気"に執筆する医師自身がかかったことがある場合，とても魅力的な内容となるだろう．もちろん，その魅力の一部は，自分が医師であることはさておき，この厄介で激痛を伴う病気の一人の犠牲者として語る意欲そのものであろう．しかし，魅力のさらに大きな部分は，非常に高いレベルの専門的知識であり，それは何といおうか，著者個人の経験によって培われたものである．

　著者は，尿路結石の診療に計りしれないほどに携わってきた，経験豊かで高い技術を有する外科医である．大部分の外科医以上に，著者は患者の尿路結石発症・再発予防に力を注ぎ続けてきたわけだが，それはすなわち慌ただしく過ぎる日常臨床の中ですらその事を軽視しなかったということである．私自身，患者向けの多くの本を読んできたが，本書は思慮深い助言を与えてくれ，また患者が知っておくべきことを明確に把握させてくれており，震えるほどに感動した．

　素晴らしく魅力的であることをここに断言する．

Fredric L Coe

Professor of Medicine
University of Chicago

序 文

● 私個人の結石による激痛との苦闘の経験

　出産よりもさらに痛いものは数少ないと言われているが，尿路結石もその一つである．尿路結石の痛みは，大の大人を跪かせることで知られているが，実際私も発症したことがあり，その痛みを経験している．

　私は屋台の食べ物が大好きであるが，味見の前には大抵の場合，注意をはらい，加熱されているかを常に確認する．タイのバンコクを旅行中も，茶燻製アヒル肉を見つけ，試しに食べてみたのであった．最高に美味だったがホテルへの帰路，少しお腹に痛みを感じだし，ゴロゴロと鳴って，熱い汗が滴り落ちた．次に何が起きたか，もうおわかりだろう．トイレに直行し，それから 12 時間，人生で経験したことのないような最悪で，爆発的な下痢を経験した次第であった．

　翌朝，ありがたいことに熱は下がり，空港に行って米国に戻った．私自身医師なので，この最悪な食中毒の間は水分補給を続けるべきことはわかっていたが，何かを飲んでも常にすぐにお腹を通過してしまう状況であった．私は旅行をしていたので，何か潜在的にお腹の調子を悪くするような物を飲むのが怖く，水分摂取をやめてしまった．ただただ，バンコクから家に帰るまで，再びトイレに行くようなことがないことを望んでいたのだ．そんな訳で，飛行機に乗るまでに私はすでに干からびており，機内の乾燥した空気が状況をさらに悪化させたことは言うまでもない．

　翌日仕事に戻り，患者に外科的処置を行っている，まさにその最中，尋常じゃない痛みを肋骨と臀部の間の側面（脇腹ともいわれる）に感じ，それは鼠径部まで広がった．本当に耐え難い痛みで，手術室の床にうずくまってし

まった．看護師に連れられて救急部（ER）に駆け込んでいる間に，一緒に手術をしていた者が別の外科医を呼び，手術を終了させてくれていた．トイレに行って尿に血が混じっているのを見たとき，すぐに尿路結石（renal calculus とも呼ばれる）を疑った．CT を撮り，膀胱から 1 cm 上部の尿管に直径 3 mm の結石が嵌頓しているのがわかった（Chapter 2 でこれらの医学用語がわかるようになる）．宝石の石ほどのこの小さな結石が，コルクのように働いて，腎臓からの尿の排泄を堰き止め，苦悶するほどの痛みを引き起こしたのである．

　私の尿路結石の種類は，もっとも一般的なもの，そう，カルシウム結石であった．バンコクでの食中毒が元で生じた脱水が，原因としてもっとも疑われた．医師として，また尿路結石症の診断と治療の専門医として，約 70%の確率で尿とともに排泄されると思っていた．だから，痛みを和らげる鎮痛薬を内服して，水をたくさん飲んで，あとは根比べをしたわけである．実はその夜，オペラ「蝶々夫人」公演のチケットをもっており，見逃すわけにはいかなかったのだ．第一幕の終了時，ソプラノ歌手が高音域のドの音を出した後（ガラスは割れなかったが，私の結石を砕いてくれたかも！），トイレに行き，結石を排出し，席に戻って残りの舞台を楽しんだ．

　数年後，2 度目の尿路結石との苦闘があった．繰り返すが，脱水が原因であった（医者の不養生！）．このように自分自身の教訓から多くを学び，今なお新たな尿路結石を発症するリスクがあるので，どんな環境であろうとも水分補給を十分に行うことが必要と感じている．そして，実際にそれを実行している．どんな日でも，それが患者を診ている日でも旅行している日でも，横に水のボトルを置いている．

　もしあなたの尿路結石が落ち着いているように思われるなら，それはすでに排出されたか，あるいは痛みが一時的に引いているかのどちらかである．

さあ，今あなたは，尿路結石の再発をいかに減らすかに関する情報を求めて本書を読んでいるわけであり，正しい場所にたどり着いたと言えよう．本書は尿路結石の治療および予防に際し，言わば必要な地図である．

　考えてみてほしい．主治医があなたに糖尿病や心臓病など，尿路結石以外の別の病気の診断を下したら，あなたはその病気について学んだことを実践して，できれば健康を維持し，また悪化を避けるために，ライフスタイルを改善するはずである．また，主治医が，あなたには重大な心臓発作のリスクがあるために体重を減らす必要があると言ったら，あなたは 1 ～ 2kgを落とすために必要なことを，学ぶことであろう．尿路結石と診断されたとしても違いはない．あなたは生涯，そう，一生涯にわたって付き合う疾病であると診断されているわけであり，今から一緒に学んでいく必要がある．

　この本は診断から治療まで，尿路結石について知っておくべきことを呈示しているだけでなく，この"地獄"の苦痛を再び味わうリスクを減らすためにあなた自身でできるさまざまなライフスタイルの改善法をも示している．これは非常に重要である．なぜなら尿路結石が多いほど，腎臓病を発症するリスクが高くなり，逆に尿路結石のリスクが減ると，後年に慢性腎臓病を発症するリスクも低くなるからである．

　本当にこの痛みを再び経験したくない場合は，この本に掲載している指導と情報を確認することが大切である．4 つの主要な尿路結石の相違点，それらが形成される理由，それらがどのように除去されるか，また再び形成されるのを防ぐために何を食べたり飲んだりすべきかが示されている．本書は，臨床医向けの科学的な参考資料ではなく，患者向けのガイドを意図しており，尿路結石症専門医とのコンサルテーションに代わるものではないことをご理解いただければ幸いである．

面白いことに，尿路結石はヒポクラテスの誓いにも言及されている．

「截石術は，必ず之を専門家の手に委ね．」

Evan R. Goldfischer, MD, MBA

『世界一やさしい！尿路結石の本』の刊行によせて

　このたび，「Even Urologists Get Kideny Stones: An Essential Guide to Kidney Stone Treatment and Prevention」の日本語訳である「世界一やさしい！尿路結石の本」が，川崎市立多摩病院腎臓・高血圧内科部長である冨永直人先生のリーダーシップの下に刊行されることは大変に喜ばしく，感慨深いものがあります．

　本書は医師向けに書かれたというよりも，患者さん向けに書かれた啓発本ですが，尿路結石を専門としない医師にとっても，多くの発見があります．尿路結石症は本邦においても近年増加傾向が顕著ですので，どの科にいても多くの患者が無症候性を含めた尿路結石症を抱えており，すべての医師に読んでいただきたい本であると考えています．

　そもそも，腎臓内科医が尿路結石の本の訳書を出すことは大きな意味があると思っています．近年，尿路結石症はそのほとんどが（シュウ酸やリン酸）カルシウム結石や尿酸結石を主体とする上部尿路結石（腎・尿管結石）で，その病態は内科の専門領域であるメタボリック症候群と深いつながりがあります．このような尿路結石症は，泌尿器科的な介入などで症候性結石を一旦取り除いても，その後，多くが再発を繰り返し，慢性腎臓病などの臓器障害にも移行することから，治療だけでなく，予防の概念が極めて大事であり，結石再発予防としての生活指導・栄養指導・メタボリック症候群の管理はまさに内科の仕事です．尿路結石大国である米国では，腎臓内科の一部門として，尿路結石外来（Stone Clinic）が開設されています．ですので，本書は泌尿器科医のみならず，ぜひ，内科医に読んでいただきたい本です．

本書の翻訳に情熱を傾けた冨永直人先生に敬意を表するとともに，本書の翻訳に関与された多くの先生方，また，このような本の出版を引き受けて頂いた株式会社中外医学社の興石祐輝様，鈴木真美子様に感謝いたします．

　令和2年5月吉日

　　　　　聖マリアンナ医科大学　腎臓・高血圧内科

　　　　　　　　　　　　柴 垣 有 吾

翻訳版刊行にあたって

　昨今，尿路結石症というものが，腎泌尿器科で扱う単なる一疾患にとどまらず，他の疾患との連関も見出されてきており，あたかも「全身疾患の中の一つの表現系」という様相を呈してきています．糖尿病と結石，高血圧と結石，脂質異常症と結石，肥満と結石など，まさにメタボリックシンドロームとの関連が認知されるようになってきました．このような背景から，医療者側および患者側の両者の尿路結石に関する知識の刷新および行動変容が必要な状況となっています．

　それに対して，内容が高度な医学書を医師だけを対象として執筆・翻訳したとしても，望まれる医療効果は半減すると考えられます．この面を踏まえ，内容が難解すぎず，また平易すぎず，医療者側・患者側の両者にとってプラスになる医学書はないものかと夢想しておりました．

　まさに本書は，その両者にとってのニーズをバランスよく満たしていると感じ，ぜひ翻訳版を通じて，医師（特にプライマリケア医などにも）にとっての日常診療，および患者にとっての日常生活の変容・改善につながればと強く思った次第です．

　本書の翻訳に関して御快諾くださり，また御多忙を極めてらっしゃる中，監修者として限無く御推敲くださり，監訳者である私の不出来を補ってくださった聖マリアンナ医科大学腎臓・高血圧内科の柴垣有吾先生に，心より御礼申し上げます．そして実際の翻訳に際し，口語調の原文に悪戦苦闘しつつも熱意をもってやり遂げてくださった，同じく聖マリアンナ医科大学腎臓・高血圧内科の若手医局員の皆さんや OB/OG の皆さん（米国～沖縄），なら

びに川崎市立多摩病院泌尿器科の先生方に，深く感謝申し上げます．大変嬉しく感じています．また，中外医学社の輿石祐輝様，鈴木真美子様にもその御尽力に対して，この場をお借りし，御礼申し上げます．

令和2年5月吉日　新型コロナの終息を祈りつつ

川崎市立多摩病院　腎臓・高血圧内科

冨 永 直 人

訳者一覧 (執筆順)

冨 永 直 人　川崎市立多摩病院腎臓・高血圧内科 部長

吉 岡 ま き　川崎市立多摩病院泌尿器科 主任医長

瀧 　 康 洋　稲城市立病院腎臓内科

谷 澤 雅 彦　聖マリアンナ医科大学腎臓・高血圧内科 講師

大 山 友香子　藤田医科大学腎臓内科

龍 華 章 裕　名古屋大学大学院医学系研究科病態内科学講座腎臓内科学

村 澤 　 昌　聖マリアンナ医科大学腎臓・高血圧内科 助教

小 禄 雅 人　新健幸クリニック

山 田 将 平　聖マリアンナ医科大学腎臓・高血圧内科

小波津 香 織　聖マリアンナ医科大学腎臓・高血圧内科 助教

安 達 崇 之　豊見城中央病院 腎臓内科

大 石 大 輔　用賀アーバンクリニック

角 　 浩 史　川崎市立多摩病院腎臓・高血圧内科 医長

相 田 紘一朗　聖マリアンナ医科大学腎泌尿路外科 助教

藤 田 陽 子　聖マリアンナ医科大学腎臓・高血圧内科

小 島 茂 樹　　聖マリアンナ医科大学腎臓・高血圧内科 助教

喜 多 洋 平　　聖マリアンナ医科大学腎臓・高血圧内科

上 原 温 子　　Johns Hopkins Bloomberg School of Public Health, MPH candidate

牧野内龍一郎　　聖マリアンナ医科大学横浜市西部病院腎臓・高血圧内科

内 田 大 介　　宇都宮記念病院腎臓内科

丑 丸　　秀　　聖マリアンナ医科大学腎臓・高血圧内科

上 原 圭 太　　那覇市立病院腎臓リウマチ科 医長

井 上 友 彦　　聖マリアンナ医科大学腎臓・高血圧内科

寺 下 真 帆　　川崎市立多摩病院腎臓・高血圧内科

韓　　　蔚　　聖マリアンナ医科大学腎臓・高血圧内科

仲田 真由美　　聖マリアンナ医科大学腎臓・高血圧内科

大迫 希代美　　名古屋第二赤十字病院 移植・内分泌外科

久道 三佳子　　稲城市立病院腎臓内科

田 邉　　淳　　聖マリアンナ医科大学腎臓・高血圧内科 助教

世界一やさしい！
尿路結石の本

目次

Chapter 9　カルシウム結石の予防 ……………………………… 119

（喜多洋平，上原温子）

なぜ私に尿路結石ができたのでしょうか？

Kidney stone（尿路結石）の学名は Renal calculus または Nephrolith である．医療関係者がこの状態を Nephrolithiasis（腎結石症）または Urolithiasis（尿路結石症）と呼ぶのを聞くこともあるであろう．

1. なぜ結石はできるのか

　あなたはなぜこんな恐ろしいことが自分に起こるのだろうか，そもそも尿路結石の形成を防ぐためにできることはあるのだろうかと疑問に思っているかも知れない．

　まず，尿路結石は腎臓で形成がはじまる．腎臓は脇腹にある豆の形をした2つの臓器であるが，日々，腎臓は約114〜142 L の血液を濾過し，約0.9〜1.9 L の尿を生成する．腎臓は，体液，ミネラル，塩，その他の物質の量や濃度も調節している．これらが変化すると，たとえば，脱水状態で十分な尿を出せなかったり，濃度に影響を及ぼすある種の薬を服用したり，また，結石を形成する可能性のある物質が尿中に過剰に含まれていたりした際に，尿路結石のリスクが高まる．

A.　他の疾患や病態はないか？

　尿路結石は，下に挙げるような結石形成を助長する疾患や病態がある場合にも形成される．

① 原発性副甲状腺機能亢進症:

　　異常に高濃度の副甲状腺ホルモンを産生し，骨から血中へのカルシウムの遊出（骨吸収とよばれる）により骨の脆弱性を引き起こし，また尿路結石につながる可能性がある．

② 腎尿細管性アシドーシス:

　　腎臓が尿を酸性化できないために，酸が体内に蓄積する病態．

③ 高シュウ酸尿症:

　　腎臓が尿中の高濃度のシュウ酸塩を排泄しなければならない場合（過剰に摂取したり，産生したりする場合），シュウ酸カルシウム結石が生じる可能性がある．

④ シスチン尿症:

　　尿路結石が，腎臓，尿管，および膀胱に形成されるシスチンと呼ばれるアミノ酸から形成される，稀な病態．

⑤ 尿路感染症:

　　UTI（Urinary tract infection）とも呼ばれる尿路感染症は，腎臓，尿管，膀胱，または尿道に細菌が入り込んで生じる．この細菌が尿路結石を引き起こす．UTIの症状には，強い持続的な尿意，排尿時の灼熱感，頻繁にもよおす少量の排尿，濁った，赤く，明るいピンク色または茶色がかった尿（尿中に血液が存在する兆候），強い臭気の尿，女性の骨盤痛（特に骨盤の中心部および恥骨周辺の痛み），がある．

⑥ 痛風:

　　関節の激しい痛み，発赤，圧痛を特徴とする関節炎の一種である．痛風は尿酸濃度の上昇によって引き起こされ，尿酸結石のリスクが増加する可能性がある．

あなただけではありません

　米国での尿路結石の発生率は上昇している．米国腎臓財団によると，尿路結石を患った米国人の数は，1970年代後半の3.8％から2000年代後半の8.8％に増加している．この増加は，男性と女性の両方で見られる．

　尿路結石の患者数が増加している理由の1つは，過去30〜40年で米国の食事が劇的に変化したためである．米国人は現在，赤身肉，鶏肉，卵，魚介類などの動物性タンパク質がベースの食品を，これまで以上に摂取している．これらの食品は，結石の形成を防ぐために必要な尿中のクエン酸塩の濃度を低下させる．また，尿中のカルシウム排泄量も増加し，高濃度の尿中カルシウムは尿路結石の形成を引き起こす．

　特に女性で尿路結石の発生率が増加した別の理由は，女性がより多く運動しているためとされる．運動は身体にとって良いので，それは奇妙に聞こえるかもしれないが，運動をして汗をかくと水を失う．つまり汗をかくほど，より多くの水分を失うことになる．体から失われた水を補充しないと，脱水状態になり，尿路結石の形成につながる可能性がある．

これはまさに私が経験したことでしたよね？

B. 薬や食事に原因はないか？

　ある種の薬（たとえば，うっ血除去薬，利尿薬，抗けいれん薬，ステロイド，化学療法薬など）を服用すると，尿路結石が形成されることがある．また，結石のリスクを高める可能性のある食品を食べている可能性があるなら，あなたの食事そのものが犯人でさえあるかもしれない．

> たとえば，
> 　肉，魚，貝などの動物性タンパク質が豊富な食事を摂ると，尿中の尿酸が増加し，結石が形成される可能性がある．食事中のナトリウムが多すぎると腎臓からさらにカルシウムが排泄され，結石が形成される可能性がある．よって，サラミや他の加工食品が多く使われ，塩分たっぷりの食事を摂る場合，またはあなたと親しい間柄の人が塩をよくかける人である場合，気をつけるべきである．

C. 遺伝していないか？

　尿路結石の原因が自分以外の誰かにあるのではと思ったら，家系図をチェックしてみたら良いかも知れない．というのも単純に遺伝が原因で，あなたはこれらの小さな厄介物を有しているのかもしれないからである．あなたの親戚の和子おばさんまたは一郎おじさんは，結石のリスクを高める遺伝的病態を有していて，あなたはその病態を受け継ぐ"ラッキーな"一人かもしれない．あなたの家族歴を知ることが，実際に結石を予防するためにどのように役立つかについては後でお話しすることとする．

【海外セレブの結石事件簿】
　ケビン・マーフィーは[1]，著書『A Year at the Movies, Mystery Science theator 3000』で，尿路結石の体験を次のように語っている．「刑務所の食堂にある汚れたスプーンでお腹を刺される方が，痛みはまだマシだ．」

※1　米国の俳優・著述家．ピーボディー賞受賞作「Mystery Science theator 3000」でキャラクター Tom Servo の声・着ぐるみ操作を担当したことで有名．

D. 尿路結石とメタボリックシンドローム

2014年，米国腎臓財団の研究により，尿路結石症は，メタボリックシンドロームの患者において，より発症しやすい可能性が示された．メタボリックシンドロームは，心疾患と脳卒中の病期を決める5つの特性からなる症候群である．米国腎臓財団の公式出版物である The American Journal of Kidney Diseases 誌の報告では，メタボリックシンドロームの5つの特性すべてを有する個人において，尿路結石症の有病率が3倍になることが示された．

この研究において，太りすぎがこの症候群の中心的要因であることが示さ

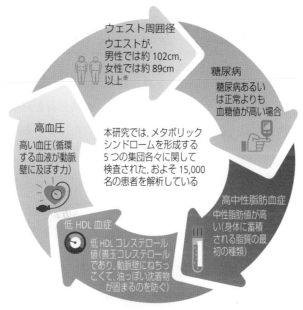

ウェスト周囲径
ウエストが，
男性では約102cm，
女性では約89cm
以上※

糖尿病
糖尿病あるいは正常よりも血糖値が高い場合

本研究では，メタボリックシンドロームを形成する5つの集団各々に関して検査された．およそ15,000名の患者を解析している

高中性脂肪血症
中性脂肪値が高い（身体に蓄積される脂質の最初の種類）

高血圧
高い血圧（循環する血液が動脈壁に及ぼす力）

低 HDL 血症
低 HDL コレステロール値（善玉コレステロールであり，動脈壁にねちっこくて，油っぽい沈着物が固まるのを防ぐ）

※これは米国での指標である

図1 メタボリックシンドロームの5つの特性

れ，尿路結石のリスクを低下させるには健康的な体重を維持することが重要であることが示唆された．過体重は糖尿病や高血圧にもつながる．また，尿路結石の発生率が肥満の発生率とともに上昇していることも示された．

　この報告書によると，およそ20人に1人が尿路結石の既往を有すとのことであった（4.7%）．尿路結石症の人々の割合は，メタボリックシンドロームを構成する5つの特性の保有数とともに増加し，特性無しでは3%，特性3つでは7.5%，特性5つすべてでは9.8%であった．

　年齢や性別など，リスクに影響する他の要因を考慮に入れたときに，4または5個の特性を有す人は，メタボリックシンドロームのない人に比べて，尿路結石症を発症する可能性が2倍高いと推定されている．

2. 私のはどんなタイプの結石ですか？

　すべての尿路結石が同じではない．見た目も，サイズや形も違う．また，すべて同じ成分で構成されているわけでもない．尿路結石を分類する場合，4つの主要なカテゴリーに分類される．まさにあなたに石があるとすれば，それはカルシウムを基質とした結石，感染結石（ストルバイト），尿酸結石，またはシスチン結石のどれかである．

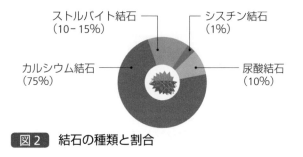

ストルバイト結石
（10-15%）

シスチン結石
（1%）

カルシウム結石
（75%）

尿酸結石
（10%）

図2　結石の種類と割合

JCOPY 498-22452

　すべての尿路結石の80％がシュウ酸カルシウム結石と診断され，リン酸カルシウム結石は8〜10％のみである．他の10％は尿酸結石と診断されており，そしてリストの最後に結石の中で最も一般的ではないシスチン結石が挙げられる．

　これらの各結石の違いについては後でくわしく説明するが，良いニュースとして，どんな種類の結石でも，予防することができるということである．あなたが結石のリスクにさらされていても，幸いにも，まだ結石を有していない場合，薬，食事，十分な量の水分摂取の予防計画に従えば，結石が形成されないようにすることができよう．

　たった今，結石発作を経験して，それに対処するためのアドバイスとサポートを求めてこの本に目を向けているなら，より良いニュースがある．多くの場合，5 mm未満の小さな尿路結石は，外科的処置を必要とせずに通過する．十分な水分補給を維持し，イブプロフェンやアセトアミノフェンなどの鎮痛薬，また発作中の不快感を軽減するためにパーコセット®などの麻薬も服用できる[2]．必要に応じて，医師は尿管の筋を弛緩させるアルファ受容体遮断薬やカルシウムチャネル拮抗薬などの薬を処方することもあろう．この筋肉を弛緩させることにより，痛みの一部が緩和され，尿も排出しやすくなり，尿管内の圧力が緩和される．

　※2　米国における処方例であり，日本では麻薬はほとんど使用されていない．

3. 結石の兆候と症状はどんなものですか？

　その痛みは耐え難く，忘れることはできないので，尿路結石がいつ発症したかはすぐわかるが，尿路結石に関するその他の一般的な症状は以下の通りである．

・肋骨の下に広がる，側腹部と背中の激しい痛み

・下腹部と鼠径部に広がる痛み

・押し寄せる痛み

・間欠的な痛み

・排尿時の痛み

・ピンク，赤，茶色の尿

・濁っていて悪臭のある尿

・持続的な尿意

・いつもより頻繁な排尿

・少量ずつの排尿

・嘔気と嘔吐

・感染が存在する場合，熱と悪寒

これらの症状のすべてがあるわけではないことに注意することが重要です.

4. 数字が物語る結石の実態

　痛みで身もだえし，その原因が何なのかと思っている，まさに私のような50万人の米国人の1人だからこそ，あなたは本書を読んでいるのではないでしょうか．あるいは推定17万7496人/年の「尿路結石」と入院前に診断された20歳以上の米国人の1人なのかも知れませんね．統計によると，同じ1年間に，約200万人の成人がプライマリケアや専門医の診療所を訪れ，尿路結石の診断が下っている．またその同じ年に，診断名として「尿路結石症」と記載された成人の通院が約270万件認められた．尿路結石症は，腎臓，尿管，膀胱，または尿道に結石を形成するプロセスである．

　ここに，もっと悲しくなる統計がある．それは10人に1人，または約3,000万人の米国人が一生の間に尿路結石を経験すると推定されていることである．これらのうち，白人は尿路結石を発症する傾向が高く，また白人男

8

性は白人女性よりもはるかにリスクが高い．過去数年間で女性のリスクは増加しているが，2016 年に Clinical Journal of the American Society of Nephrology 誌（米国腎臓学会の臨床雑誌）で発表された別の研究で，女性において尿路結石が増加しているだけでなく，思春期やアフリカ系米国人でも増加していることが示された．この研究チームは，460 万人の住民から，小児および成人の尿路結石患者約 15 万 3000 人のデータを分析した．全体として，尿路結石の年間発生率は 1997 年から 2012 年の間に 16％増加していた．最大の増加率は，思春期（年間 4.7％），女性（年間 3％），およびアフリカ系米国人（年間 2.9％）であった．1997 年から 2012 年にかけて，少年および少女の両方で，小児期における尿路結石の発症リスクが 2 倍になり，また女性の生涯リスクは 45％増加した．

尿路結石の増加率が最も高かったのは**思春期の女性**で，どの年でも結石は，10 ～ 24 歳では，男性よりも女性に多く見られた．**アフリカ系米国人**では，尿路結石の発生率は，研究で調査された 5 年毎の期間にて，**白人よりも 15％増加していた**．この研究の中で，その上昇に関する可能性のある要因として，**水分摂取不足や食習慣**などが挙げられた．

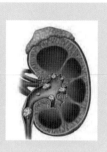

興味深いことに，2014 年の調査において，米国の 5 つの都市で，毎日の気温の上昇と尿路結石の治療が必要な患者の増加との関連が示された．これが意味することは，これらの気候の地域に住んでいる患者は，私たちが女性で見た（あなただけではありません：p.3 参照）ように，より多くの汗をかくが，一方でそれに見合った十分な水分補給をしていないということである．

また，もっと悪いニュースを共有することになり申し訳ないが，痛みがあ

ろうがなかろうが，尿路結石の排石をすでに経験している場合は，再発を経験することになるであろう．統計によると，再発する可能性は，ほぼ50％とみなされている．

　尿路結石は身体的な痛みを引き起こすだけでなく，医療経済的な苦痛も引き起こす．米国では，わずか1年で尿路結石患者の評価と治療に，推定20億ドル（約4000億円）以上が費やされている．小さな石がこのような大きな問題を引き起こすことは，驚くべきことではなかろうか？

・今　後

　尿路結石の治療と予防に関する新しい研究は常に行われている．たとえば，トルコの The Clinic of Ankara Training and Research Hospital の研究者が実施したある研究では，週に3〜4回以上性交をすることが，小さな尿路結石が自然に排石するのに寄与することが示唆されている（読者の皆さんの為になることなら，どんな内容でもお伝えします）．

　ただし症状がない現時点では，将来，または現在の研究についてすら，あまり関心はないというのが本当のところであろう．一方でもし現在，尿路結石のいわゆる急性期にいる場合，残念なことであるが，痛みを経験している状態にある．このように尿路結石が症状を伴っている状態であれば，排石するのを待っているか，あるいは次の治療段階を待っている間に，速やかに情報，安心，サポートを求めたいと思うことだろう．

CLINICAL TRIALS[※3]
（臨床試験）

臨床試験に参加したいですか？

　米国国立糖尿病・消化器・腎疾病研究所および米国国立衛生研究所のその他の部門は，多くの疾病や病態に関する研究を実施および支援しています．

臨床試験とは何ですか？またそれらの臨床試験はあなたにとってどのような意味がありますか？

　臨床試験は臨床研究の一部であり，すべての医学の進歩の中心となるものです．臨床試験では，病気の予防，発見，治療に関する新しい方法が検討されています．研究者はまた，慢性疾患を持つ人々の生活の質の改善など，診療実態の他の側面を見るためにも臨床試験を実施します．

どの臨床試験が公開されていますか？

　現在公開していて募集中の臨床試験は，www.ClinicalTrials.gov でご覧いただけます．

　このコンテンツは，米国国立衛生研究所の一部である米国国立糖尿病・消化器・腎疾病研究所のサービスとして提供されています．米国国立糖尿病・消化器・腎疾病研究所は，情報センター・教育プログラムを通じて研究結果を橋渡しするとともに普及させ，患者，医療専門家，一般の人々の健康と病気に関する知識と理解を高めます．同研究所が作成したコンテンツは，同研究所の科学者やその他の専門家によって慎重にレビューされています．

　※3　米国の制度の解説であり，日本とは一部異なる．

Chapter 2

尿路系の基礎知識，疾患および受診の流れ

現在 3 人に 1 人の米国成人が，腎臓病に進展するリスクを有している．

体に尿路結石が形成される理由とそれらを予防する方法をよりよく理解するためには，まず尿路系がどのように機能して，どのようになると正常に機能しなくなるかについての基本的な知識を学ぶ必要がある．

1. 基礎知識

尿路系は，2 つの腎臓，2 本の尿管，1 つの膀胱，1 つの尿道で構成されている．それぞれの腎臓は尿管を介して，尿を貯留する場所である膀胱に通じており，尿管を構成する筋線維により，尿は膀胱へ押し流される：膀胱は洋梨型の袋状の臓器であり骨盤内に位置している．膀胱内が尿で満たされると，脳に対して，「トイレに行く時間ですよ」という信号が送られる．排尿する時は，膀胱が収縮することによって 2 つの括約筋が開き，尿が尿道に

流入し体外に排出される．男女間で尿路系は，腎臓から尿道に到達するまで差異はない．しかし，そこからは大きな違いがあり，男性は尿道がより長いだけでなく，前立腺とそれに関連する構造を有する．

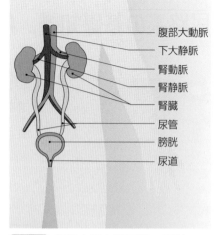

腹部大動脈
下大静脈
腎動脈
腎静脈
腎臓
尿管
膀胱
尿道

毎日，平均 1 ～ 2L の尿が腎臓から産生されており，この尿量は水分摂取量と活動状態，体重，全体的な健康状態によって変動す

図1　腹部血管と泌尿器の解剖

る．腎臓には，老廃物の除去，電解質（ナトリウム，カリウム，カルシウムなど）の調節，体液・血液量の調整，血圧の維持などの役割がある．

尿路系で発生しうる問題はさまざまあり，その内のいくつかの問題は単純に加齢によるものである．

2. 腎・泌尿器系の疾患

A. 尿路感染症

加齢により全身の筋力が低下するが，同様に腎臓も老廃物を除去する能力が低下する．尿路系の筋組織の機能が低下すると，侵入した細菌が腎臓に停滞しやすくなり，尿路感染症のリスクが高まる．さらに女性の場合には，膣内細菌叢と膣内 pH が変化するため，特に性交後に感染しやすくなる．排尿後は必ず前から後ろに拭くこと，性交後に排尿すること，公衆浴場，プール

を避けることにより，女性が尿路感染症に罹患するリスクの減少につながる．尿路感染症は女性でより一般的であるが，男性でも発症する．

　尿路感染症は，原虫，真菌，ウイルス，または細菌によって発症するが，中でも細菌が最大の原因である．通常，細菌は症状を引き起こす前に排尿とともに除去されるが，時と場合により残存して，感染を引き起こす．感染が尿道にある場合には尿道炎，膀胱にある場合には膀胱炎と呼ばれる．細菌が尿管を上行する中で増殖し，腎臓に感染する場合があり，その際は腎盂腎炎と呼ばれる．尿路感染症は抗菌薬で治療する．

B. 失禁

　骨盤底筋や尿道括約筋の機能低下は尿失禁と呼ばれる状態を引き起こす原因となり，すなわち，制御が困難でしばしば羞恥心を伴う，いわゆる"尿漏れ"につながる．

　尿失禁は男性と女性の4分の1から3分の1に認められる．加齢，また妊娠歴や出産歴（帝王切開や経腟分娩を問わず）により，尿失禁のリスクは高くなり，閉経後の女性，前立腺に問題がある男性，膀胱機能の低下を引き起こす薬剤を服用している人においても同様に，尿失禁の可能性がある．

　尿失禁にはいくつかの種類があり，運動で体を屈曲したり，くしゃみをしたりすることで膀胱に圧力が加わり尿失禁する場合も含まれる．これは排尿の必要がない時にさえ排尿したくなる過活動性膀胱とは異なる．

C. 間質性膀胱炎

　間質性膀胱炎の症状は非常に不快であり，女性の場合には腟と肛門の間に生じる慢性的な痛み，性交中の痛み，一日何十回にも及ぶ排尿回数の増加を引き起こす．なお，間質性膀胱炎は尿路感染症とは異なる．

D. 慢性腎臓病

腎臓の障害と腎機能の低下が 3 カ月以上続くことを意味する．

E. 腎不全

　腎不全には，慢性腎臓病と急性腎不全（急性腎障害とも呼ばれる）の 2 種類がある．急性腎不全は，腎臓への血流の不足や障害，尿閉，外傷，脱水，敗血症，特定の薬物や毒素による障害などさまざまな原因により，突然発症しうる．急性腎不全は回復することが可能である．一方で慢性腎臓病は長年にわたり進展し，しばしば透析や腎移植が必要となる．米国腎臓財団によると 66 万 1000 人以上の米国人が腎不全の状態にあり，そのうち 46 万 8000 人が透析療法を受け，約 19 万 3000 人が腎移植を受け生着状態にある．

F. 膀胱癌

　米国癌協会によると，2015 年には約 7 万 4000 人が膀胱癌と診断された（男性約 5 万 6320 人，女性 1 万 7680 人）．膀胱癌の症状として，腰痛または骨盤痛，排尿困難，血尿，尿意切迫，頻尿などがある．

G. 腎盂腎炎

　腎盂腎炎は片側または両側の腎臓の炎症で，膀胱から腎臓に上行する尿路感染症（上行感染）によって，もしくは体内の他の部位からの血流を介する感染症（血流感染）によって引き起こされる．

　尿路系の機能が欠損している場合や，尿路結石や前立腺肥大症によって尿が腎臓に逆流する可能性がある場合に腎盂腎炎のリスクとなる．

JCOPY 498−22452

H. 前立腺肥大症

前立腺肥大症は男性生殖系の一部である前立腺の異常である．前立腺は膀胱の下にあり，尿道を取り囲んでいる．前立腺肥大症は前立腺の肥大であり，高齢男性の排尿機能を妨げるが，尿道を圧迫することで閉塞を引き起こし，排尿困難を引き起こす．

前立腺肥大症の男性は高頻度で，昼夜を問わず，排尿回数が増加する．60歳以上の男性のほとんどは前立腺肥大症を罹患するが，すべての前立腺肥大症患者において尿路閉塞が問題になるというわけではない．

I. 前立腺炎

前立腺炎は前立腺の炎症である．症状には頻尿や切迫する排尿，焼けつくような排尿時痛，および腰部および生殖器の痛みがある．米国では，男性の5～10%が前立腺炎を経験するため，多くの泌尿器疾患の専門家は，前立腺炎は最も一般的な泌尿器疾患の1つとみなしている．

J. タンパク尿

タンパク尿は尿中に多量のタンパク質が含まれる状態である．糖尿病，高血圧，および特定の家族歴を持つ人々は，タンパク尿のリスクがある．

アフリカ系米国人は白色人種よりも高血圧になりやすく，タンパク尿を発症する可能性が高い．タンパク尿のリスクとなるその他の集団として，アメリカンインディアン，ヒスパニック・ラテン系，太平洋諸島系米国人，高齢者，肥満者が挙げられる．

これらのリスクのある集団と腎臓病の家族歴がある患者は定期的に尿検査をするべきである．

K. 尿閉

　尿閉とは，尿路閉塞により，排尿ができなくなることや膀胱内を空にできなくなることを指し，閉塞の原因が何であれ，痛みや不快感を覚える．

　急性の尿閉の場合には，たとえ膀胱内が緊満していても，全く排尿できない．急性尿閉は，多大な不快感を引き起こすのみならず，生命を脅かす可能性のある病態であり，緊急治療が必要となる．

3. 相談するならばプライマリケア医？泌尿器科医？

　プライマリケア医（かかりつけ医）※1 は，これらの尿の問題に対して，治療できるものと，できないものがあるが，泌尿器科医は，尿路系全体，特に尿路結石に関わる諸問題の治療を専門としているので，泌尿器科との継続的な関係を築くことが重要である※2．通常，泌尿器科医（私自身もそうであるが）は，男性の生殖器，または男性と女性の両方の尿路系を扱う．一方で婦人科医は女性の生殖障害を扱うが，中には女性尿路系の対応にも慣れている医師もいる．

　もし，かかりつけの泌尿器科医がいない場合は，早速かかりつけとなる泌尿器科医を探すべきである．というのも，もしあなたが20歳台の若い男性で，尿路結石を患ったことがあるためにこの本を読んでいるなら，もしくは，尿路結石のリスクが高いなら，また，泌尿器科が高齢者と前立腺に問題

※1　米国では，日本以上に専門領域が分化しており，プライマリケア医と呼ぶ場合には最初に患者を診て，さらなる専門医に橋わたしをするかかりつけといったところとなり，日本の総合診療科とは少々異なる．
※2　腎臓内科医にも腎尿路結石に詳しい者がいる．泌尿器科医は，手術など結石の急性期の治療が得意であり，腎臓内科医は，慢性期における再発の予防を得意とする．

JCOPY 498－22452

ある患者を扱う科であるという思い込みで，かかりつけの泌尿器科は不要と考えているなら，再考の余地があるからである．

　泌尿器科医は尿路結石の治療に加え，性交や妊孕性，前立腺癌と精巣癌，早漏，勃起の問題など，陰茎に関するあらゆる病気を対象としている．調子が良くないと感じた際，すでにあなたの病歴を知っていることになるであろう泌尿器科医との関係性を，今から築いておくことが必要である．

【海外セレブの結石事件簿】

　Shark Tank[3] に出演している投資の達人であり，また Dallas Mavericks のオーナーであるマーク・キューバン[4] は，かつて恐ろしい尿路結石の体験をツイートした．

"尿路結石はもうゴメンだね．体を折り曲げるくらい痛いってことは，石が動いてるってことだから，良いことなんだろうけどね…"

※3　米国で放映されている，一般人が自身の事業・企画への出資を求めて出演し，レギュラーメンバーの投資家とかけひきをする番組．

※4　IT・ブロードバンドメディアを中心に巨万の富を築いた投資家．現在，プロバスケットボールチーム，ダラスマーベリックのオーナーを務めている．

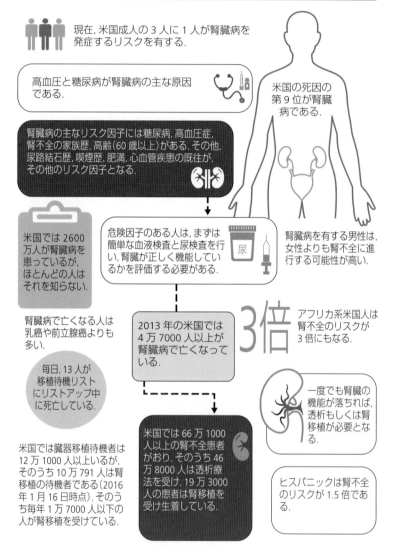

現在，米国成人の3人に1人が腎臓病を発症するリスクを有する．

高血圧と糖尿病が腎臓病の主な原因である．

米国の死因の第9位が腎臓病である．

腎臓病の主なリスク因子には糖尿病，高血圧症，腎不全の家族歴，高齢(60歳以上)がある．その他，尿路結石歴，喫煙歴，肥満，心血管疾患の既往が，その他のリスク因子となる．

米国では2600万人が腎臓病を患っているが，ほとんどの人はそれを知らない．

危険因子のある人は，まずは簡単な血液検査と尿検査を行い，腎臓が正しく機能しているかを評価する必要がある．

腎臓病を有する男性は，女性よりも腎不全に進行する可能性が高い．

腎臓病で亡くなる人は乳癌や前立腺癌よりも多い．

2013年の米国では4万7000人以上が腎臓病で亡くなっている．

3倍

アフリカ系米国人は腎不全のリスクが3倍にもなる．

毎日，13人が移植待機リストにリストアップ中に死亡している．

一度でも腎臓の機能が落ちれば，透析もしくは腎移植が必要となる．

米国では臓器移植待機者は12万1000人以上いるが，そのうち10万791人は腎移植の待機者である(2016年1月16日時点)．そのうち毎年1万7000人以下の人が腎移植を受けている．

米国では66万1000人以上の腎不全患者がおり，そのうち46万8000人は透析療法を受け，19万3000人の患者は腎移植を受け生着している．

ヒスパニックは腎不全のリスクが1.5倍である．

図2　数字が示す慢性腎臓病

JCOPY 498－22452

4. 泌尿器科医を探す方法

A. 基本的な流れ[5]

　泌尿器科医を見つけるためには，まず保険会社に連絡し，あなたの保険[6]が指定する地元の泌尿器科医を確認するか，Urology Care Foundation のウェブサイト〈www.urologyhealth.org〉で最寄りの泌尿器科医を探す[7]のが良いであろう．または家庭医や地元の病院からお薦めを聞くこともできるし，それほどプライバシーに関する問題とは気にしていないのであれば，家族や友人に聞くのでも良い．ただし，米国の泌尿器科医は 90％以上が男性であり，一方で女性の泌尿器科医が非常に不足していることには，決して驚かないでほしい[8]．

B. 経歴・治療の実践内容を知ろう

　かかりつけ医になって欲しい泌尿器科医となる候補者が見つかったら，受診の予約を取り，それぞれの医師に経歴と専門分野について聞くことが必要である．それらを知るためには時間をかける必要があり，同時に，医師もあなたの病状を理解し，それに対応できる医師は誰かという選別を行おうとするはずである．泌尿器科医の経歴と治療の実践について以下の質問をしてみ

※5　定期健診が浸透している日本では，健診時の超音波検査で指摘されることも多い．保険制度も米国ほど複雑ではないため，地域のクリニックや病院などの泌尿器科を受診すればよい．慢性期で再発予防には腎臓内科も選択肢である．

※6　米国では，公的医療保険の対象者は限られるため，一般的には民間保険に加入する．保険のプランによっては，かかりつけ医の指定を要したり，利用できる病院ネットワークが限られていたり，割引の有無に差異があったりする．

※7　あくまでも米国での状況，日本では※4を参照するとよい．なお，米国では受診は基本的に事前予約制である．

※8　これは，日本も米国と同じ状況である（女性泌尿器科医が少ない）．

ると良いであろう．

■ Q1 「あなたの研修歴と専門分野について，また，専門医資格を保持しているか？」

　泌尿器科医となるためには4年間の大学を卒業後にあらたに4年間の医学部を卒業し，さらに5年または6年間のレジデンシーを完了する必要がある．

　レジデントを修了した後はさまざまな選択肢がある．開業する場合もあれば，病院・クリニックに勤務する場合もある．また継続して教育を受け結石疾患，小児泌尿器，泌尿器系の悪性腫瘍，女性の尿失禁など専門的に修得する医師もいるであろう．専門的なフェローシップを修了するのには1年から3年かかる．泌尿器医はすべて外科医として訓練を受けるが，研究者や教育者となり手術室を後にする医師もいる[9]．

　warning!!　医師の経歴や専門分野を知ることが重要である理由

　　医師が専門医認定を受けていることを知るということは，医師が医事当局により認定された研修を修了したことを意味するからである[10]．

■ Q2　泌尿器科医としての臨床経験の長さは？

　医学の初心者である若い医師か経験豊富な年配の医師どちらに診てほしいであろうか．若い医師は年配の医師とは違った診察の方法や思考過程を持っているかもしれない．

■ Q3　この病院は個人で診療しているのか，複数で診療しているのか？

　warning!!　もし個人で診療している場合，担当医が不在の場合には，誰が担当するか？

　　もし複数で診療している場合，他の医師にも見てもらえるのか？

※9　日本の場合は2年間の臨床研修と4年間の泌尿器科での実務が必要となる．
※10　米国での事情．日本では各学会が各々に育成し，基準を定めて専門医認定を行っている．

そして担当医不在の時，誰かが診療してくれるのか？

以上の点にも気をつけたい.

■ Q4　こちらの病院にはどのような医療機器があり，どのような検査ができるか？

warning!!　検査できず，痛みが激しくなってから，救急部（ER）を受診したくない場合に特に重要である.

　ちなみに，私の診療所では CT スキャン，血液・尿検査，生検などの検査を行うことができる.

5. 受診時に気をつけること

A. 病歴

　診察してほしい医師が見つかれば，診察の予約をし，そして医師はあなたから基本的な病歴を聴取するであろう. 聴取によって得られた情報は，尿路結石や生殖系 / 尿路系の病気の症状がある場合にとても有益である.

　そして最初の診察日に病歴を記入することになる. 家族歴は，あなた自身の健康の記録であり，親，兄弟姉妹，叔母と叔父，甥と姪，祖父母といとこを含む，近しい親族の健康状態の記録でもある. もしご家族の病歴を知らなければ親族に病歴を，特に尿路結石の有無，その発症時期について尋ねてみると良いであろう. あなたの母方の祖母（宮）か父方の祖父（貫一）がかつて悪性腫瘍と診断されたことがあるかどうか，そしてその場合，どのようながん種であったかを知っておくべきである. さらにご兄妹が過敏性腸症候群，心臓病，もちろん尿路結石で苦しんでいるかについても知っておく必要があろう. また亡くなった親族の病歴まで調べ，この類の情報は可能な限り

常に更新しておくべきである．もちろん養子縁組となっている場合や，ご家族と疎遠である場合は情報を集めることは難しいかもしれないが，少しの情報でも診断に役立つからである．

　あなたの病歴と家族歴を組み合わせることで，医師は全体的な健康状態と将来の医学的問題点をより明確に把握することができよう．たとえば叔父の新治が痛風であったとか，祖父の貫一が悪性腫瘍であったとか，という情報は，あなたがある特定のリスクを有するかどうかに関して有益である．ただし，家族・親戚がこれらの病気をもっているからといってあなたも将来，病気になるわけではない．これらの情報はあなたの家族の健康状態を理解するとともに，あなたの病気のリスクを評価することに役立てるものである．

　もし家族歴がわからなくても大丈夫である．ただ，医学的な関心を持ち続けることや身体検査を受けることは，是非続けるべきである．そして医師はあなたの病歴を参考にして診療していくので，既往歴と現在の症状を把握されたい．

B.　受診時に用意すべきもの

　また，受診時には次のリストも持参されたい．

・過去の手術歴

・現在の内服薬

・プライマリケア医の名前と連絡先

・近親者と連絡先

・健康保険証と写真付き身分証明書

・薬物アレルギー

・現在の症状

すでに結石を患っており，新規に医師を探している場合は，結石の病歴を必ず確認されたい（最初と最後の尿路結石発作の日付を含む）．さらに，前記の質問への回答を含むリストをあらかじめ作成してほしい．

> すでに何個の結石の既往があるか？
> その際，いつどのような治療を行ったか？
> 治療中に合併症はおこったか？
> 結石に対してどのような再発予防や薬物内服をしたか？

排石した石は可能な限りとっておいて，受診時に必ず持参してほしい．そうすれば検査に提出でき結石の成分がわかる．また過去の血液検査，CTスキャン，超音波検査，尿検査の結果についてもコピーを持参されたい．

より具体的にまとめると以下に示す通りである．

> ・最新の結石に関する CT スキャンの CD-ROM，または X 線写真や超音波画像
> ・最近の血液検査，特に副甲状腺ホルモン値，血清 Ca 値，血清 P 値，血清 Cr 値，血清カリウム値，血清クロール値，血清 CO_2 値[11]
> ・24 時間蓄尿検査（結石検査）の結果については要約だけでなく，実際の報告書を持参されたい

※11　日本であれば重炭酸イオン値.

検査の種類と内容

3 Chapter

リスクがある人は，腎臓が正常に働いているかどうか，簡単な血液検査と尿検査でチェックする．

初診時にはさまざまな検査を受ける．

　男性患者で前立腺疾患が疑われる場合，医師は直腸診を行う．というのも，直腸診を行うことで，前立腺を触診することができるからである．また，血中 Prostate Specific Antigen（PSA: 前立腺特異抗原）値を測定することもある．

　また女性の場合，反復性尿路感染（UTIs: urinary tract infections）が疑われる場合や尿失禁がある場合，婦人科検査を行う．

1. 検尿

　初診時には男女に拘わらず検尿を行う．検尿とは尿の色，濃度，尿中に含まれる物質を確認する検査である．また，ビリルビン，潜血，糖，pH レベ

ルの測定や白血球，亜硝酸塩やその他感染兆候の有無も確認することができる．つまり尿検査は，尿に生じた異常を確認するために行われるわけであるが，実際に尿に異常をきたす疾患や病態は多く，それらは身体診察や生化学検査，顕微鏡検査によって見つかることも多い．

　検尿は尿試験紙によって通常行われる．尿試験紙検査には，化学物質の含まれた小さなパッドが紙に貼りつけられており，これを尿と反応させて検査を行う．そして尿中に含まれる物質によって変色し，色の違いにより，何が問題なのかがわかる．しかし，このタイプの検査は偽陽性や偽陰性となることがある．

A. 最適な検尿方法

　検尿は尿検体の採取後すぐに行うべきである．すぐに検査することができない場合は，検体を冷蔵保存しておく．病院到着まで尿を我慢できない場合は，診察時間より少し早く到着するように心がける．そして，水（もしくはジュース）を待ち時間に飲み，尿意を感じたらスタッフに伝え，プラスチックカップもしくは蓋つきの検尿容器を受け取る．

　きれいな尿を採取する（クリーンキャッチ）ことが重要であるので，清潔な手で中間尿[※1]を滅菌カップに採取する．また，自宅で採尿し診察予約時に持参できるように，医師から診察時にキットをもらっておくことも一つの手である．クリーンキャッチをする前に，生殖器領域を洗うとよい．女性は陰唇の間を洗浄する必要がある．滅菌コットンの入った特別なクリーンキャッチキットを渡される．トイレに座ったら脚を開き 2 本の指で陰唇を広げる．一枚目を開いて内側を清潔にする．拭くときは前から後ろに拭く．次に，二枚目で尿が出てくる尿道を拭く．男性は排尿前に陰茎の先端を滅菌

※1　最初の尿は捨てて，途中の尿を採取する．

コットンで清潔にする．包皮で覆われている場合は，包皮をまず引いてから清潔にする．

　可能であれば，膀胱内に少なくとも 2-3 時間たまっている尿を提出するのが望ましい．尿道から 5-8cm ほど離して採尿カップを保持し，採尿カップ半分ほど採尿する．サンプル汚染の恐れがあるため，決して採尿カップの内縁を触ってはならない．十分尿を採取したら，石鹸とぬるま湯で手洗いし，カップに蓋をしてスタッフに渡す．尿を自宅で採取し，すぐに受診しない場合は，ラベルした密封バッグに尿検体を入れ，でかけるまで冷蔵保存する．

　検尿は尿の外見や色を確かめることも検査に含まれる．例えば，尿路感染症では尿は濁る．しかし，飲食の内容や飲水量，内服している緩下剤，薬剤やサプリメントなどさまざまな因子によって色が薄くなったり濃くなったりする．尿の色は淡黄色から黄褐色，赤色や緑色，もしくは青色まで変化する．たとえば，食品着色料やビーツ，アスパラガス，ブラックベリーや黄色野菜といった特定の食物によっても影響される．ビリルビンが尿に含まれると，尿の色は濃くなり，暗緑黄色になることもある．ヘモグロビン尿は尿路の障害を示すが，ピンクから赤色を呈する．尿の色合いとその意味についての概要を次に示す．

> 透明な尿：
> 　透明な尿は健全な検体と認識されるが，過剰な飲水を行っている状態を示している可能性もある．4-5L も飲水している場合は飲みすぎである．
> 蛍光黄色：
> 　ビタミン B_2（リボフラビン）は頻用されるビタミン剤であるが，尿を鮮やかな黄色に変色させる．
> 濃い黄色：
> 　わずかに黄色い尿は正常であるが，濃い黄色は十分な飲水ができていないか，尿の色を変えるようなビタミンサプリメントを内服している可能性があ

る．大酒家の場合，褐色尿はアルコール性肝炎や肝疾患の可能性を示唆する．通常は明るい黄色を呈していた尿が，濃い尿になった場合は飲水量を増やし，ビタミン剤の内服を中止する．それでも，尿の色が改善しない場合は，担当医に相談する．

　赤色尿：

　排尿時に血尿を認めたり，ぬぐったときに血液の付着を認めたりした場合，尿路感染症，尿路結石，もしくはより深刻な疾患である膀胱癌や腎癌といったいくつかの疾患の兆候の可能性がある．ピンク色や赤色もしくは茶色の血液である場合，それは腎臓，尿管，膀胱もしくは尿道由来であることが示唆される．尿に血液の混入を認めたら，できるだけ早く泌尿器科医を受診するべきである．また，顕微鏡的血尿の場合，血液の混入が自分で確認できないこともある．

　匂い：

　尿は臭気があるが，さほど強くない．腐敗臭があってもすぐに心配しなくてよい．ある種のビタミン剤，サプリメント，アスパラガスなどの食物摂取によって起こる一時的な現象である可能性もある．尿の悪臭は短時間で消失するが，持続したり，他の症状があったり，いかなる理由であっても匂いが心配であったりする場合は，プライマリケア医もしくは泌尿器科医を受診する．尿の異臭が消失しない場合は，脱水や膀胱あるいは尿路感染症の兆候かもしれない．

Urine Dipstick

❏ 尿試験紙

B. 酸性かアルカリ性か

　尿 pH がどれくらい酸性かアルカリ性かによって，健康状態についてたくさんのことがわかる．中性尿は pH 7.0 なので，値が大きければよりアルカリ性になり，値が小さければより酸性を示す．酸性状態の尿は尿路結石の形成にとって絶好の環境である（もちろん悪い意味で）．尿 pH の低下は，下

痢，脱水もしくはアシドーシス（血中に酸が増加している状態など）により引き起こされる．

　飲食物や薬，サプリメントなどさまざまな要因によって尿の pH が変化する．そのため，かかりつけ医は，検査の前にある種の薬，サプリメント，ビタミン剤など（アセタゾラミド，塩化アンモニウム，マンデル酸メテナミン，クエン酸カリウム，炭酸水素ナトリウム，サイアザイドなど）の摂取を中止するよう指示することもある．

　しかし，担当の泌尿器科医は，日常になるべく近い状態の尿 pH を知りたいため，これまで通りの食事や薬剤摂取を続けた状態で検査するように指示するかもしれない．しかし，肉を多く食べると，野菜や果物といった健康な食事をするより尿が酸性に傾くことを忘れてはならない．

　検尿と一緒に他の検査を受ける場合は，絶食が必要である．絶食とは検査前の一定時間，飲水や食事をとってはならないという指示のことである．尿検査の結果は返ってくるのに数日かかる[※2]が，もし異常があり，尿路結石以外の何かであるならば，原因を調べるために他の検査が必要となる．

　尿検査に加えて，泌尿器科医は，血液検査，テストステロンや PSA の値など他のさまざまな検査を行うこともある．

※2　日本では，即日に結果が判明する病院・クリニックが多い．

尿が出ない？医者に相談しよう．

　もし，尿路結石により排尿障害が出ていたら，日中と夜の排尿回数を記録し，どのくらいどんな飲み物を摂取したかも併せて記録しておくとよい．これらの情報は医師が症状を評価し，診断する上で参考になる．尿路結石が存在しないのに排尿障害がある場合は，担当医は尿道を越えて膀胱にカテーテルチューブを挿入し，採尿を行う．

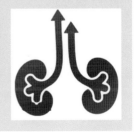

2. 血液検査

　最初の検査として，泌尿器科医は採血を行い基本的な生化学検査を行う．検査は，診断や泌尿器系の状態を把握するために行われる．そして医師はその血液結果によって，副甲状腺機能といったさらなる血液検査を行うか，もしくは治療が必要になるか，を判断することが少なくない．

　採血はルーチンの手順として行われる．血液は通常，前腕の静脈から針を使って採取される．その後，回収された血液は検査部に送られ分析される．ここでは，医療従事者が泌尿器科的な状態を診断するためにしばしば使用するいくつかの検査項目についてみていく．

▌血中尿素窒素（BUN）

　腎機能の評価に使用し，腎疾患の診断や透析条件のモニタリングに用いられる．

▌クレアチニン（Cr: Creatinine）

　血中のクレアチニン高値は，尿路感染症，尿路結石，腎血流低下による腎障害が生じている可能性を示唆する．

▌推算糸球体濾過量（eGFR: estimated glomerular filtration rate）

　どのくらい腎臓が機能しているかを評価する指標．

▌前立腺特異抗原（PSA: prostate-specific antigen）

　男性患者の前立腺癌のスクリーニングと前立腺癌治療のモニタリングに用いられる．PSA は前立腺で産生される．PSA は前立腺肥大症や前立腺炎の診断にも使用される．

▌カルシウム（Ca）

　血中の Ca 濃度を測定し，副甲状腺疾患のスクリーニングに使用される．

JCOPY 498-22452

■ リン（P）

血中の P 濃度を測定し，腎疾患の診断や透析条件のモニタリングに用いられる．

3. 尿酸値の測定

血清尿酸値としても知られている血中の尿酸検査は，どのくらい血中に尿

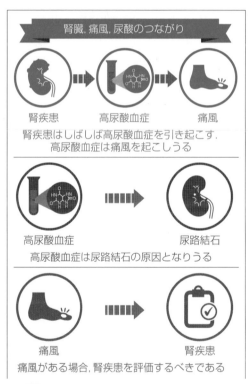

尿酸値の測定はいくつかの理由によって行われる

①尿路結石の原因を見つけるため

②痛風患者のモニタリング

③化学療法施行中の患者のモニタリング

④腎機能の評価

⑤尿酸値測定の他のオプションとして，24 時間以上蓄尿した尿の評価

図1　腎臓，痛風，尿路のつながり

酸が存在するか，そしてどのくらい尿酸が産生・除去されているかを評価するために用いられる．尿酸は，体内でプリン体と呼ばれる有機物質を含む食事が分解されることで産生される化学物質である．血中の尿酸値が高いと，尿酸結石の形成にいたることもある[※3]．

　担当医が尿酸値を測定する際は，いくつかの要素（アルコール，アスピリンやイブプロフェンといった特定の薬剤，造影剤，高用量のビタミンC）によって，結果に影響をおよぼすことも知っておかねばならない．担当医に処方薬や市販薬を確実に伝えることによって，担当医は検査が終わるまで，必要に応じてそれらを中止すべきかを判断できる．

　採血後，血液検体は検査室に送られて分析されるが，Clinical Reference Laboratory 社によると，女性の基準値は 2.5-7.5mg/dL[※4] で，男性が 4.0-8.5mg/dL[※5] である．しかし，検査結果はその検査を行う検査室によって多少異なる可能性がある．痛風がある場合，米国リウマチ学会（American College of Rheumatology）の目標血清尿酸値は 6mg/dL 以下である．尿酸値の低値は高値に比べ，あまり見られることはなく，健康への懸念も少ない．

　検査結果で血清尿酸値が高値とかえってきたら，腎臓が十分に尿酸という

※3　訳者注　尿中尿酸値が高いと尿酸結石以上にシュウ酸カルシウム結石も形成されやすくなる．
※4　米国の値，日本では，一般的には 2.5-7.0mg
※5　米国の値，日本では，一般的には 3.8-7.0mg

【海外セレブの結石事件簿】
　ギネスブックによれば 2009 年にインドで 17 万 2155 個もの尿路結石を摘出された Dhanraj Wadile のような極端な結石患者となる可能性は低い，という事実は慰めになるだろうか……．
　さらに，Vilas Ghuge（彼もインド出身）ほどの大きな結石を有す可能性も少ない．2004 年に，なんと彼は左腎から 5 inch（12.7cm）ものとてつもなく大きな結石を摘出されているのだ．

老廃物を捨てることができていないということになる．最近の研究で，血清尿酸値が 10mg/dL 以上だと尿路結石のリスクが高いと報告されているが，尿酸値が高くなるにはいくつかの理由があり，まとめると以下のようになる。

- ・悪性腫瘍，もしくは化学療法施行中
- ・糖尿病
- ・急性関節炎の発作を繰り返す痛風
- ・骨髄疾患
- ・タンパク質に含まれるプリン体の多い食事
- ・急性腎不全などの腎障害

血中の尿酸値測定は痛風を決定づける検査ではない．痛風の存在を確実に確認する唯一の検査は，関節液の尿酸ナトリウムを確認することである．しかし，担当医は高尿酸血症と痛風の症状から，経験に基づいて痛風と推測する．また，痛風の徴候のない高尿酸血症というのもありうる．この状態は，無症候性高尿酸血症として知られている．

4. 基本的な生化学検査（包括的代謝パネル）

受診すると基本的な生化学検査（包括的代謝パネル CMP: Comprehensive Metabolic Panel）もオーダーされるであろう．これは，体内の生化学的なバランスや代謝に関する情報を得るための血液検査である．

初診の際に，泌尿器科医は性器の診察を行い，男性ならば前立腺の検査として直腸診を実施する．主訴や徴候に応じて，生殖・泌尿器系の状態を把握するための検査も受けることになるかもしれない．この検査には超音波検査

やCTスキャンが含まれる．すでに尿路結石がある場合，その他の検査も同様に受けることもあろうが，私なら後日さらに詳細にオーダーを組むであろう．

　初診の際に，泌尿器科医は食習慣を含むライフスタイルについても確認し，議論することになるであろう．これは，飲食したものと，あなたが抱えているかもしれない泌尿器科的異常とが直結しうるからである．たとえば，アトキンスダイエット[6]を摂取していたら，体に良いことをしていると思うかもしれないが，この食事は高タンパク・低炭水化物であるため尿路結石を持っている，もしくは将来的に発症するリスクとなる．あるいは，タンパク含有量の高いプロテインシェイクを飲むとする．タンパクはアミノ酸をたくさん含んでおり，尿酸に分解される．タンパクを多く摂取するということ

[6]　米国における食事療法．低炭水化物ダイエットの一種．

包括的代謝パネル（CMP）のまとめ

基本的な生化学検査には以下の検査が含まれる．
- ナトリウム，カリウム，クロール，CO_2（日本ではHCO_3）
  これらの検査は，体内の電解質を評価している．またこれらの値は，脱水，嘔吐，電解質の値に影響しうる薬剤，電解質異常を発症しうる腎障害を起こす薬剤，によって高くも低くもなる．
- アルブミン，アルカリホスファターゼ，AST，ALT
  肝機能，肝障害，肝疾患の評価に用いられる．
- BUN，Ca，Cr，グルコース
  腎疾患を含み，腎臓に問題があるかどうか評価するために行われる．
  これらは，腎臓の濾過と関係のある血中の老廃物も測定する．
検査結果が返ってくるのには数日を要する[7]．

[7]　日本なら，当日に結果は判明することが多い．

は，体内の尿酸産生を増やすことになり，尿酸結石形成の原因となりうるのである．

44歳のベジタリアンで，尿路結石に罹患している症例がある．彼女は肉や卵を全く摂取しないため，問題点を特定するために彼女の食習慣を少し掘り下げなければならなかった．後に，彼女は多量の水を飲む一方で，1日タンパク必要量を満たすためにプロテインシェイクを飲んでいたことがわかった．このことが彼女の尿路結石の形成に直結していたのである．

泌尿器科医は，どのくらい水を飲んでいるか，さらに内服薬やサプリメントについての情報もほしいであろう．なぜなら，これらの情報が診断に繋がるからである．

ここまでで，泌尿器系がどのように働いているか，泌尿器科医と良好な関係を築くことがどれだけ重要か，を理解したと思う．ここからは，尿路結石がどのようにして，そしてなぜ形成されてしまうかを述べていく．

5. どのようにして結石が形成されるのか

これまで泌尿器系について理解してきたが，一体なぜ結石が形成されるのであろうか？尿路結石が形成されるには，そのための環境（条件）が整っている必要がある．まずは，尿が濃縮されていることである．もし尿が希釈されていると（言い換えると，きちんと水を多量に摂取して毒素を体外に流し出すとすると），結晶が形成されることは稀である．ところが，もし，体内が一定のレベルで機能していなかったり，尿路感染症といった感染症があったり，片方もしくは両方の腎臓や尿管に解剖学的な異常があったりすると結石が形成され始め，それが治療されなければ徐々に大きくなっていくのである．

　しかしながら，たとえ体内で結晶もしくは小さな結石が形成されたとして
も，多量の水を飲んで体外に排泄していればそれらの存在に気づかないであ
ろう．しかし，結石が大きくなってしまい腎臓で動かなくなってしまうと，
尿の排泄に問題が生じる．尿が濃縮されていると，結晶がどんどん大きく
なってしまうのである．

　このようにして結石は形成されるが，この結石が 1 つ（もしくは 2 つ，3
つ……）形成されてしまうリスクは一体何なのであろうか？

JCOPY 498−22452

あなたが結石を発症する確率は？

　統計学的には小児を含めどの年代の人にも尿路結石は発症しうる．しかし自身でコントロールできる，またはできないさまざまなリスク因子の有無や強度によっても確率は異なる．

1. リスクとなりうる因子

　統計学的には 10 人に 1 人の米国人が，生涯の中で尿路結石を発症すると言われているが，あなたの友人やいとこ，同僚たちより，あなた自身の方が発症する確率が高いとすれば，その理由は一体何なのだろうか？　もちろん，すでにあなたが尿路結石をもっているとしたら，将来，結石が再発するリスクが残念ながら高いということに，そろそろ気付かれているであろう．

　あなたにまだ尿路結石がなければ，今後何が発症のリスクとなりうるか知ることは重要である．このチャプターを読み終えた時，1 つや 2 つ，もしかしたらそれ以上の尿路結石形成のリスク因子をもっていることに気付くかもしれない．しかしながら，リスク因子をもっていること自体は今後結石が発症することを必ずしも意味しない．むしろ，あなた自身が尿路結石の兆候や

症候を知っておく必要があり，そして結石発症の確率を減らすために自分で気をつける必要があるということである．

　統計学的には小児を含めてどの年代の人にも尿路結石は発症しうる．しかし自身でコントロールできる，またはできないさまざまなリスク因子の有無や強度によって確率は異なる．たとえば，年齢，性別，遺伝子構造などはどうしようもできないことは言うまでもない．

A. 年齢

　いくつかの研究によると，全体の 1/3 にのぼる子供は正常な尿の流れを妨げうる遺伝子異常をもって生まれる可能性があり，それにより尿路結石のリスクが上昇しうることが明らかになった．尿路感染症や高カルシウム尿症，高シュウ酸尿症などの代謝性疾患等の医学的状態によっても，尿路結石発症リスクが高まる．

　年齢を重ねるにつれ，子供たちは水を飲まなくなり，一方でジュースやカフェイン入り飲料，清涼飲料水を多く飲むようになる．その結果，彼らの尿は濃縮され，それが尿路結石形成の温床となる．また，塩分を多く含んだ加工食品を多く摂取している事実もまた，尿路結石形成につながる．子供たちも大人と同じ尿路結石の症状を有し，大人と同じように診断と治療が行われる．

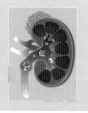

　30 歳から 50 歳の男性は尿路結石発症の最も高いリスク群であり，さらには，白人男性のリスクが最も高い．白人はアフリカ系米国人やアジア系米国人よりも尿路結石を発症しやすい．

JCOPY 498−22452

B. 遺伝的素因

あなたが自分の DNA によって尿路結石のリスクを有している場合，それはどうにもできない．尿路結石患者のおよそ 40% で家族歴を認める．もしあなたにある種の遺伝的素因がある場合，たとえば高カルシウム尿症では尿中カルシウムの上昇を認めるが，それはあなたが家族から受け継いだある種の遺伝子の欠損により起こるのである．

前にも触れたが，尿路結石を発症しうる他の遺伝的素因にはたとえば遠位尿細管性アシドーシス，Bartter 症候群III型・IV型，常染色体優性低カルシウム血症性高カルシウム尿症，家族性低マグネシウム血症，低クエン酸尿症がある．他の病態として，シスチン尿症は腎臓から尿中に過剰なシスチンを排泄するため，シスチン結石を形成する．

C. 性差

最近まで女性は男性に比して尿路結石になるリスクは低いと言われていた．しかし，女性の皆様には申し訳なく思うが，そのリスクは男性とほぼ同等と言われている．肥満は女性における結石発症の一因である．そして，肥満が結石形成に及ぼす影響は男性よりも女性で大きいようである．

奇妙に聞こえるが，他の原因として女性は自分自身のケアがうまいことが挙げられる．過去 10 年ほどの間に女性はより運動するようになったが，不運なことに中には，日々の運動習慣の中でとても重要なことを忘れてしまっている人がいる．それは水分である．汗をかけばかくほど尿量は減る．そして飲水が不足していれば，本来，体外に排出される物質が腎臓内で流れずに結石を形成する．前のチャプターで学んだ通り，これが結局のところ結石につながる．

要点：あなたは汗で失った分の水を飲む必要がある．

遺伝子検査はどうでしょうか？

● 検査のメリット

　あなたの DNA を調べたいですか？遺伝子検査はあなたの母親と父親からあなたに受け継がれた家族の医学的歴史について，多くの情報をもたらす．遺伝子検査は疾患を診断したり重症度を判断したりするのに，また担当医がどの治療がもっとも役立つか判断したりするのに役立つ．またあなたがすでに診断され，また子供に受け継がれるかもしれない健康問題の原因となる遺伝子変異を正確に示すこともできる．

　また，学会は遺伝子検査が下記のことに役立つとしている

- ・疾患重症度を判断すること
- ・医師が一定の患者に対する最良の薬剤や治療法を決めること
- ・疾患発症のリスクとなる遺伝子変異を見極めること
- ・子供に受け継がれうる遺伝子変異を見極めること
- ・新生児を治療可能な状態かスクリーニングすること

　遺伝子検査の結果は理解するのにそのままでは苦労を要する．しかし遺伝性疾患の専門医や遺伝カウンセラーは，あなたや家族に検査結果がどのような意味を持っているか説明してくれるであろう．遺伝子検査はあなたに自身の DNA に関する情報をもたらす．そして DNA は他の家族とも共有しているものであり，時には遺伝子検査の結果は血縁者にも関係しうる．

　診断的検査は人の病気を正確に同定することに使用される．そして検査の結果はどのよう病気を治療したり，健康状態を管理したりするのか選択する上で役立つ．

　発症を予測する目的や，無症候性の場合に施行される遺伝子検査は，疾患発症の可能性を高める遺伝子変異を見いだすために行われる．それらの検査結果により特定の疾患を発症するリスクがわかるため，そのような情報はあなたのライフスタイルや健康管理法を決める上で役立つ．

JCOPY 498-22452

　保因者テストは疾患に関連した遺伝子変異をもっているかを明らかにするための検査である．保因者は疾患の兆候を示さないが，遺伝子変化を子供たちに受け継ぐ可能性があり，また子供たち自身も疾患を発症したり保因者となったりしうる．両親から遺伝子変異を受け継ぐことが発症に必要な疾患もある．この種の検査は通常，特定の遺伝性疾患の家族歴がある人や，特定の遺伝性疾患の高リスクとなる人種の人に施行される．

● **検査結果の受け止め方——感情の行き先**

　あなたや，家族のだれかに疾患そのものや，そのリスクがあると知ったら，恐しく感じることだろう．またある人は罪悪感，怒り，不安，憂鬱を感じることもあろう．家族性の特性（形質）はあるが，多くの人が今のところよくわかっていない遺伝子異常により結石症を受け継ぐ．遺伝子検査は100ドル以下から2000ドル以上[※1]の費用がかかる．健康保険は部分的に，あるいは費用の全額を負担する．

　人が遺伝子検査を受ける理由は多岐にわたる．医師は患者や家族がある疾患の様相を呈する場合，遺伝子検査を勧めるかもしれない．遺伝子検査をするかは自発的に決めるものであり，検査を行うかどうかの決定は難しい問題である．

　遺伝専門医や遺伝カウンセラーは，家族が特定の検査の有益性とその限界を考えることをサポートする．遺伝カウンセラー[※2]は，遺伝子検査を受けることに関する科学的，情緒的，倫理的な因子を患者と家族が理解し，それらの検査結果へいかに向きあうかに関してもサポートする．

　さらなる情報は，National Human Genome Project のウェブサイト〈www.genome.gov.〉を参照のこと．

※1　約1〜20万円．日本では，保険適用疾患か否かで大きく異なるが，数万〜20万円程度の費用となる．
※2　遺伝学的観点から，患者やその家族の疑問や悩みについて相談にのる専門職．

【混濁尿の原因】

● 脱水

濃い尿は脱水の兆候になりうる．そしてそれは症状を伴わず起こり速やかに改善するため通常問題になることほとんどない．

● 感染

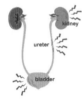

尿路感染では尿中に血液や膿が出現し，濁った尿となる．

● 妊娠

妊婦が濁った尿や他の尿路感染の症状に気付いた際に治療を受けることは重要である．というのも，早産や低出生体重に関して，妊娠中の細菌感染が最も高いリスクとなるからである．

● 尿路結石

尿路結石は人口の 5％の人に起こるが，濁った尿の原因となり，尿の色はミルク色になったり濁ったりする．

● 疾患

糖尿病や子癇，心疾患などの疾患は尿路だけでなく他の体のシステムに影響し，尿が濁る原因となる．

JCOPY 498−22452

D. 妊産婦

　妊婦は結石のハイリスク群であるが，妊娠そのもので結石をきたすわけではない．繰り返すが，妊婦は遺伝的に結石を発症しやすいか，または妊娠期間中に十分な飲水が行えていないことによって結石を発症する．

　さらに，もしあなたが妊婦であったら，体の生理機能は9カ月にわたり変化する．あなたの腎臓は濾過量を増やす，他の言葉で言えば，尿がとても増える．あなたの心血管系もまた絶え間なく働き，腎臓へ十分な血流を送る．その合間に体はより多くのカルシウムを腸から吸収し，そして尿中に排泄される．このことはあなたの尿路感染症のリスクを上昇させうる（尿路結石のリスク因子にもなる）．そしてカルシウム等の栄養素の補充量を増加させることになる．また，あなたの腎臓や尿管が増大した子宮によって圧迫されるようになり，それが尿路感染症のリスクを高めうる．

　さて，あなたは妊娠中に結石を排石することができるだろうか．まず最初に，治療はあなたが予想するよりも少し大変である．妊娠中はX線や他の治療による大量の放射線に曝露されるべきでないからである．それは特に妊娠初期ではあなたと胎児にとってリスクが高すぎる．妊婦の尿路結石の診断には低線量CTスキャンや単純X線，超音波検査が安全かもしれない．

　あなたが排石できるか，また治療を受けるべきかどうかは色々な因子に左右されるだろう．その因子とは結石がどれくらいの大きさか，感染があるかどうか，あなたが激痛を感じているかなどである．治療の選択肢としては尿管鏡を使用する（または使用しない）尿管ステントの留置や，腎瘻の造設が含まれる．

　ステントが選択され，結石が安全に除去できない場合，ステントは3カ月毎もしくはより頻繁に交換するべきである．というのも，妊婦ではステント痂皮形成（ステント表面に結石の粒子が形成されること）が早期に進展す

るためである．腎瘻チューブは皮膚を通じて直接腎臓内に留置され，この問題に悩まされることはないが，体外への排液バッグが必要となり，不便さがある．通常妊娠中の治療は尿管鏡を用いたレーザー破砕術に限定される．衝撃波破砕術（SWL）は，発育中の胎児へのリスクから施行されない．経皮的腎結石破砕術もまた，うつ伏せの体位が手術に必要であることから避けられる．そして双方の処置は胎児にとって望ましくない一定量のX線照射を要す．

　妊娠中の尿路結石発症リスクを軽減するには，水分をたくさん飲むようにすることである．それにより尿が薄まり，結石が形成されるのを防いでくれる．あなたに悪心や嘔吐，血尿，側腹部痛といった結石による症状があるのであれば，すみやかに産科医に相談することだ．

E. 非活動的な人々

　尿路結石の他のハイリスク群は長期間老人ホームに入っていたり，事故や病気により麻痺をもっていたり，もしくは全く動けない患者群である．デスクで長時間を過ごすオフィスワーカーもまた尿路結石のハイリスクとなりうる．

F. 肥満手術と尿路結石

　肥満手術の長期的影響はまだはっきりわかっていないが，泌尿器科医は胃バイパス術より，明らかな短期的影響に注目してきた．この手術後，6カ月以内に，患者が尿路結石を発症するリスクは倍近くになるのである．それはRoux-en-Y法の胃バイパス手術を受けた患者の全体的な消化経路が変化するためである．この手術による"計画された"吸収不良，これが著しく尿の成分に影響を及ぼして結石リスクを高める．このように，肥満外科手術は結石疾患の決定的な原因となりうる．特に下痢を発症した患者では脱水を招きリスクが高まる．

2. 尿からのメッセージ

A. 日頃からできること

　尿は尿路結石発症リスクについて，多くの有益な情報をもたらす．体は，何か問題があることを知らせるシグナルを出すすばらしい能力を備えているので，尿を急いで流さないで．便器の中にどれくらい尿があるか注意しよう．たとえば，尿量が日々少なければ少ないほど，より結石のリスクは高くなる．約2Lの飲水（大きなペットボトルでイメージできるであろう）を行った場合，理想的な1日の尿量は70oz（約2070mL）である．しかしながら，もし明らかにそれより尿量が少ない場合，尿路結石発症のリスクを上げることになる．もしあなたがどれくらい尿が出ているのかよくわからない場合，担当医は24時間蓄尿検査，つまり尿を集めてその量を測定する検査を実施するであろう．

　そして，尿の色を見てほしい．もし色が伝統的なマニラフォルダーの色[3]をしている場合は結石が形成され始めているかもしれない．また，あなたの尿に血液の線が混じっている場合，すでに結石を持っているだろう．

　　※3　米国で一般的な書類入れ．Windows OSのフォルダのデザイン・色にもなっている．その名前は原料のマニラ麻に由来する．色としては，黄色から灰色の間の鮮やかさのない色．

B. 尿の成分

　尿路結石のリスクを評価するには，尿量だけではなく，尿の成分も重要である．たとえば，次のいずれかの状態にある場合，尿路結石が発生するリスクが高くなる．

■（1）低クエン酸尿症

　カルシウム結石の形成を阻害するクエン酸塩を腎臓が十分に排出していない状態．低クエン酸尿症は，結石形成者の 20 ～ 60% に見られる一般的な代謝異常である．尿細管性アシドーシスによって引き起こされる可能性があるが，尿細管性アシドーシスとは尿細管が機能不全になり，尿中に酸を排泄できない疾患である．低クエン酸尿症は，高タンパク質・低炭水化物食，塩分過剰，コルチコステロイド，制酸薬，利尿薬，ビタミン D などによっても引き起こされる．

■（2）原発性高シュウ酸尿症

　シュウ酸塩の形成を防ぐ酵素が不足しているときに起こるまれな状態である．その結果，腎臓はシュウ酸塩を過剰に排泄し，シュウ酸カルシウム結石を引き起こす可能性がある．これらの結石は，腎障害，腎不全，および多臓器障害を引き起こす．多くの場合，末期腎不全に至り，腎臓が体液や老廃物をろ過することを妨げるといった生命を脅かす状態になる．重症度の異なる 3 種類の原発性高シュウ酸尿症がある．

・原発性高シュウ酸尿症 1 型

　100 万人あたり 1 ～ 3 人に発生すると推定され，チュニジアなどの一部の地中海諸国ではより一般的である．1 型では，患者はアラニン・グリオキシル酸アミノトランスフェラーゼと呼ばれる肝酵素が不足している．尿路結石は幼児期以降いつでも現れる．

・原発性高シュウ酸尿症 2 型

　患者は，グリオキシル酸還元酵素 / ヒドロキシピルビン酸還元酵素と呼ばれる肝酵素が欠損している．1 型と似ているが，末期腎不全への進行は遅い．

・原発性高シュウ酸尿症 3 型

　このタイプは現在まれである．1 型ほど重症ではないが，最終的に 2 型

よりも一般的になる可能性がある．尿路結石は幼児期に発症する．乳児期に起こることは知られていないが，可能性はある．

■(3) 食事性高シュウ酸尿症

これは原発性高シュウ酸尿症とは異なる．遺伝性疾患ではなく，患者がシュウ酸塩を過剰に摂取することにより起こる．

■(4) 腸管性高シュウ酸尿症

腸管でのシュウ酸吸収が亢進する場合に発生する．炎症性腸疾患，回腸切除，Roux-en Y 胃バイパス術の合併症として発生する．腸管性高シュウ酸尿症は，尿路結石症，腎石灰化症を引き起こす，慢性腎臓病の一因となりうる．

■(5) 高尿酸尿症

尿中の尿酸が過多の状態．男性は 800mg/ 日，女性は 750mg/ 日[4] を超えた場合で，これにより尿酸結石が発生する可能性がある．これは痛風の兆候でもある．

■(6) 高カルシウム尿症

腎臓が過剰な量のカルシウムを排泄し，腎機能障害，尿路結石，腎不全を引き起こしうる遺伝による状態．高カルシウム尿結石患者は，非結石患者よりも骨ミネラル密度が 5 ～ 15%低いことが明らかとなった．高カルシウム尿症は，塩分摂取を減らし，水分摂取を増やし，食事にクエン酸塩を確実に添加することで管理できる．クエン酸塩はサプリメントとして購入でき，新鮮なレモネードにも含まれている．サイアザイド系利尿薬[5] は処方により入手可能で，尿中のカルシウム量を減らすことができる．

[4] 日本では，一般的に性差なく，健常者の一日の尿酸産生量は 700mg，うち尿中排泄量は 500mg とされている．

[5] 日本でもフルイトラン®やナトリックス®などのサイアザイド系利尿薬が高血圧症に対する治療薬として用いられるが，その際，過剰な血圧低下や電解質異常に注意が必要である．

3. 関連する病態

特定の病態を診断されている場合は，あなた自身のせいではなく，尿路結石を発症する素因をすでにもっていることになるかもしれない．これらの条件の一部についてはすでに説明したが，他の条件として次のものがあげられる．

A. 痛風

尿酸が血液中に蓄積し，関節や腎臓に結晶を形成するときに起こる痛みを伴う疾患．朗報として，痛風は薬と食生活の変更でコントロールできることである．痛風発作を引き起こす内臓（肝臓，腎臓，膵臓，脳），肉汁やエキス，イワシ，アンチョビ，ニシン，サバ，帆立貝，ジビエなどを食事から除くことであ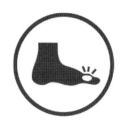る．肉，魚，鶏肉，乾燥豆とエンドウ豆，アスパラガス，マッシュルーム，カリフラワー，ほうれん草などの食品は 1 日 1 回までとする．さらに，痛風発作や尿路結石に対しては，大量の水を飲んで健康的なライフスタイルを維持することが重要である．

JCOPY 498－22452

B. 原発性副甲状腺機能亢進症

血液中の副甲状腺ホルモンの濃度が異常に高くなり，骨からカルシウムが失われて骨が弱くなる状態．ほとんどの場合，既知の原因はなく，症状が常に存在するとは限らない．

C. 癌

一部の癌，特に腎臓と尿路に関係する癌は，尿路結石を発症するリスクを高める．さらに，化学療法薬は尿酸値の上昇を引き起こし，結石のリスクを高める可能性がある．

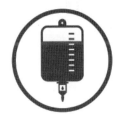

D. 尿細管性アシドーシス

腎臓が尿中に酸を排泄できず，血液が酸性のままになる状態．尿細管性アシドーシスと尿路結石は，トピラメイト，ゾニサミド，アセタゾラミドなどの抗てんかん薬によって引き起こされることがある．結石は，高い尿 pH と低クエン酸塩の組み合わせによっても引き起こされる．適切な治療が行わなければ，慢性のアシデミアは，成長遅延，尿路結石，骨疾患，慢性腎臓病，そして場合によっては腎不全につながる．

E. サルコイドーシス

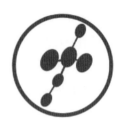

　類上皮細胞やリンパ節などの集合でできた「肉芽腫」という結節が，リンパ節などの全身のさまざまな臓器にできてくる疾患である．高カルシウム血症により高カルシウム尿血症となり尿路結石が形成されることがある．

F. 炎症性腸疾患

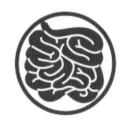

　小腸の炎症性腸疾患と診断されている場合，シュウ酸塩結石が最もよくみられる合併症である．クローン病の患者は脂肪吸収不良のためにシュウ酸塩結石のリスクがある．つまり，腸内のカルシウムはシュウ酸塩の代わりに脂肪に結合する．これによりシュウ酸塩が吸収されやすくなり，腎臓に送られ，結石を形成することになる．クローン病と診断され腸切除を受けた場合，リスクが高まる．クローン病では，低シュウ酸塩食と十分な飲水で治療できる（詳細は後ほど：Chapter 8-4A 参照）．

G. 髄質性海綿腎

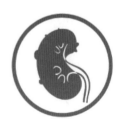

　これは胎児期の腎臓に嚢胞を形成する先天性欠損症であり，スポンジのような外観を形成し，片方または両方の腎臓からの尿の流れを妨げる．Cacchi-Ricci 病としても知られており，通常 10 代になるまで症状は現れない．調査によると，髄質性海綿腎は米国の5,000 人に約 1 人の割合で存在する．

H. 膀胱尿管逆流

尿逆流は胃酸逆流と同じように働く．胃酸が逆流していると診断された場合，胃酸が食道に戻ることを意味するが，これは本来流れるべき方向ではない．膀胱尿管逆流では，尿が膀胱ではなく腎臓に戻ってしまうという解剖学的な欠陥がある．その結果，尿路結石を形成するリスクが高まる．

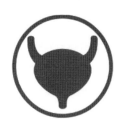

I. 腎臓および尿路閉塞

尿の流れを妨げる病態がある限り，結石が発生する可能性がある．

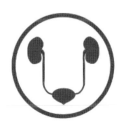

【海外セレブの結石事件簿】

コメディアン Bill Engvall[6] は，結石を排石した後にこう言ったそうだ．「結石だけは皆冗談のネタにしないね．腕を折ったと言ったら，「どうやって折ったのか」って，皆からかうけれど，「結石になっちゃったよ」って言っても，皆「可愛そうに…」って言ってくれる．でも，俺が ER で幼い女の子みたいにわめきまくったら，ナースがこう言ったんだよ『出産はそんな感じよ』って．お前ら，冗談言うなよ!!」

※6　米国のスタンダップコメディアンで俳優，一人漫才のスタイルで，南部なまりを駆使したレッドネック（典型的な南部の貧しい農夫や肉体労働者）風のジョークやスラング（stupid など）を飛ばす芸風で有名．

4. 尿路感染症の ABC

　　尿路感染症のリスクがある場合，または尿路感染症になりやすい場合は，ストルバイト結石と呼ばれる特定の種類の尿路結石を発症するリスクが高い．米国腎臓財団によると，尿路感染症により毎年およそ 1000 万回の受診をしているとの報告がある．女性ではより一般的だが，男性でも発症する．加えて以下の点を知っておきたい．

■ 女性の 5 人に 1 人は，生涯に少なくとも 1 回は尿路感染症を患う．
■ 尿路感染症を発症した女性の約 20％がもう 1 回尿路感染症を起こし，その 30％がさらにもう 1 回尿路感染症を起こす．そしてこの最後の 30％の集団のうち，80％が尿路感染症を再発する．

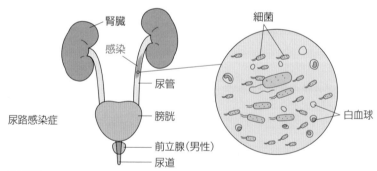

図1 尿路系と尿路感染症

JCOPY 498-22452

結石の形成

> 尿路結石は，ある種のミネラルの濃度が尿中で高まることで，片方，あるいは両方の腎臓で形成される小石のような固形物質である．

　尿路結石のほとんどは，主に，①カルシウム結石 ②ストルバイト結石（感染結石）※1 ③尿酸結石 ④シスチン結石の４つのカテゴリーに分類することができる．しかし，これら以外の珍しい種類の結石も存在する．たとえば，ヒト免疫不全ウイルス（human immunodeficiency virus: HIV）の患者では，クリキシバン®（硫酸インジナビル）のような抗レトロウイルス薬を高用量で服用することで，インジナビル結石と呼ばれるものが形成されることがある．

　ここで述べられていないものを含め，どんなタイプの結石であっても症状は似ているが，内科的，外科的な治療選択が異なることがあるということは覚えてほしい．

※1　リン酸塩鉱物．

1. シスチン結石（Cystine Stones）

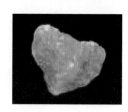

シカゴ大学によると，シスチン尿症は世界全体で，7000 人に 1 人の割合で発生している．シスチン尿症は，シスチンと呼ばれるアミノ酸から作られた結石が，腎臓，尿管，膀胱に形成される，まれな病態である．シカゴ大学は，「シスチン尿症は遺伝性があるため，先祖が誰であるかにより発症にばらつきがある．たとえば，スウェーデンでは 10 万人に 1 人が発症するが，アフリカ起源のイスラエル人では 2500 人に 1 人とはるかに頻度が高い．米国の発生率は約 1 万 5000 人に 1 人である．シスチン結石は尿路結石の 1％と明らかにまれであるが，若者では結石自体がそんなに多くないため，子供においては約 5％ともう少し高い頻度となる」と述べている．

■（1）形成のしくみ

形成されるしくみは次のとおりである．腎臓が血液をろ過して尿を生成するとき，尿中のシスチンは通常，血液に再吸収される．シスチン尿症の患者はシスチンを再吸収できないため，尿中にシスチンが蓄積し結晶が形成され始める．

■（2）リスク因子

シスチン結石を発症する唯一の危険因子は，このシスチン尿症の状態となる遺伝子を有しているということである．尿路結石の何か他のリスクを有していたとしても，シスチン尿症の遺伝子を有していなければ，シスチン結石を発症することはないだろう．

興味深いことに，シスチン尿症の患者が何個の尿路結石を有するかは，排泄されるシスチンの濃度とは直接的には関係しない．言い換えると，尿中シ

スチン濃度の高い患者でも，尿路結石は非常に少ない場合があり，一方，比較的尿中シスチン濃度が低い患者でも多量の結石を持っている場合もある.

　残念ながら，シスチン結石は非常に硬く，他の種類の尿路結石に比べると破砕するのが極めて難しい.

2. ストルバイト結石（感染結石 Struvite Stones）

■ (1) 特徴

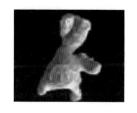

　ストルバイト結石（感染結石）は *Proteus*, *Pseudomonas*, *Providencia* などの起因菌によって引き起こされる尿路感染症において形成される. これらの結石は非常に大きく成長し，腎臓，尿管，または膀胱を塞いでしまう可能性がある. ただし，ストルバイト結石はほとんどがカルシウム，またはマグネシウム，アンモニア，リン酸塩で構成されており，シスチン結石と比較すると柔らかく，非常に簡単に破砕することができる.

　ストルバイト結石は，介護施設やリハビリテーション患者などの長期間入院している患者，および，対麻痺や四肢麻痺などがありカテーテルを留置されることが多い患者で発症するリスクが高い. カテーテル留置とは，尿を出すために尿道から膀胱までチューブを挿入している状態を意味する.

　ストルバイト結石の場合，結石を除去する前に，まずは抗菌薬で尿路感染症の治療を行う必要がある. 細菌はストルバイト結石に生息することができるため，1 ラウンドの抗菌薬投与で発熱と悪寒が改善したとしても感染がまだ続いている可能性があり，複数ラウンドの抗菌薬の投与が必要になる場合がある.

　私の患者の1人で，老人ホームに数年間居住していた高齢男性が，予約をとって外来にやってきた．精査の結果，ストルバイト結石と診断され，結石は非常に大きく彼の腎臓の1つを埋め尽くすほどであった．彼は以前，排尿の問題のためにカテーテルを留置され，繰り返す尿路感染症に苦しんでいた．

　残念なことに，ストルバイト結石は再発し，そのたびに感染が腎機能に障害を与える．その結果，40代や50代で腎機能が失われ，透析に至る患者もいる．

■（2）注意すべき合併症

　ストルバイト結石は，敗血症性ショックを起こすことがある．敗血症性ショックは，感染症によって血圧が危険域まで低下する深刻な病態である．

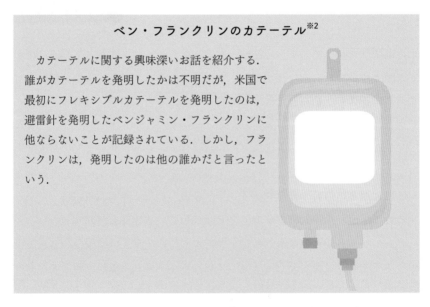

ベン・フランクリンのカテーテル[※2]

　カテーテルに関する興味深いお話を紹介する．誰がカテーテルを発明したかは不明だが，米国で最初にフレキシブルカテーテルを発明したのは，避雷針を発明したベンジャミン・フランクリンに他ならないことが記録されている．しかし，フランクリンは，発明したのは他の誰かだと言ったという．

※2　ここで述べられているカテーテルは尿道カテーテルのこと．ベンジャミンフランクリンは多くの発明をしたが，特許の権利を主張せずこれらを社会に還元した．

敗血症性ショックでは，尿がほとんど，またはまったく生成されず，ふらつきや頻脈，腕や脚の冷感，および発疹を引き起こす可能性がある．そして心臓，脳，腎臓，肝臓，腸管など，身体のあらゆる臓器に影響を与える．世界敗血症デー（world-sepsis-day.org）によると，敗血症は，毎年どのがんよりも多くの命を奪っている．

　ストルバイト結石が，長期間治療されなかった場合，それらは黄色肉芽腫性腎盂腎炎（XGP: xanthogranulomatous pyelonephritis）と呼ばれる慢性炎症性疾患に進展する可能性がある．XGP は破壊的な腫瘤を特徴とする，まれであるが深刻な病態である．男性よりも女性の方が 4 倍多く，通常 50 歳以上の患者で起こる．XGP は両方の腎臓に影響を及ぼし，無機能腎に至ってしまう可能性がある．最終的に，片方または両方の腎臓を摘出しなければならなくなり，さらに治療せずに放置すると死に至ることもある．

【海外セレブの結石事件簿】

尿路結石があってもゴルフができる？バッバ ワトソンに聞いてみた．

　彼は，2016 年 2 月にアダム スコットとジェイソン コクラックに 1 打差で 2 度目の Northern Trust Open の優勝を飾った同じ週の日曜日に，尿路結石を自然排石した．彼によれば，「痛みは無かったようだ（運が良かった）」．「実は，その日曜の朝，子供たちと遊んでいた時，トイレに行くと同様に血尿が出たんだ[※3]．だから私はこう言ったよ，『こんなことってあるかい？また痛みがない』．血尿が出ているのを見て，私は頭がおかしくなって，痛みもなく自分は死んでしまうのかなと思ったよ」

※3　バッバ ワトソンは過去にも痛みがなく，血尿のみの結石を経験している．

ファイド[※4] の尿路結石

　猫や犬でも，尿路結石，特にストルバイト結石ができることを知っているだろうか．dogaware.com によると，ストルバイト結晶は，すべての健康な犬の，およそ40～44%において尿中で見られるが，尿路感染症の兆候を伴わない限り心配する必要はない．全ストルバイト結石の98%以上が感染に関係していると推定している研究者もいる（ただし，猫では感染がなくても，食事だけで形成されることがある）．

　ペットのストルバイト結晶では，食事を変える必要はない．低タンパク食などへの短期間の食事変更は，適切な抗菌薬加療を伴っていれば結石の溶解を早められるが，この問題を起こしやすい犬のストルバイト形成の予防には必要ない．ほとんどの犬では，感染のコントロールを行うことで石の形成を予防することができる．また，ダルメシアンは，タンパク質の分解に関与する酵素であるキサンチンオキシダーゼをもっていないため，尿酸結石ができやすい．

※4　ファイド（FIDO）は米国で犬の代表的な名前であり，リンカーン大統領が飼っていた犬の名前としても知られる．

3. 尿酸結石

■ (1) 特徴

　血中の尿酸値が上昇すると，時間が経つにつれ，関節内および関節周囲に尿酸塩の結晶が沈着する．究極の尿酸過剰とは，痛風と呼ばれる状態で，300万人以上の米国人に悪影響をおよぼしている．

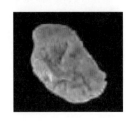

　過去には，痛風は贅沢な食事や飲酒をする裕福な人がかかる病気と考えら

れてきた．しかし，今日では，痛風は体内の過剰な尿酸によって引き起こされる，明らかな疾病として認識されている．ただ，痛風と富との関連はそれほど間違ってはいない．なぜなら，裕福な人だけが，高級なソース，脂肪分の多い食べ物，肉，魚，そしてこれらを流し込む大量のお酒を買う余裕があるからである（もしこの中のものが一つでもあてはまるなら，それは尿酸の過剰産生をきたす主要な食べ物である）．

　痛風の患者では，キサンチンオキシダーゼという酵素が欠乏している．これはプリン体の分解産物の最終段階の1つである．痛風は，男性，閉経後の女性，および腎臓病の人で起こりやすい．痛風患者，およびそれに苦しむ人は，低タンパク／プリン体の食事療法や，尿酸産生を阻害することによって尿酸の血中濃度を下げるアロプリノールによる薬物療法が推奨されている．尿酸結石は，尿中の結晶によって形成され，すべての尿路結石の10%を占める．尿酸は，特に痛風を患っている830万人の米国人において，2番目に多い結石の原因である．痛風は，尿酸が関節に沈着したときに起こり，足の親指に著明な痛み，腫脹を伴う．尿酸結石が結晶化する最も重要な危険因子は，低い尿pH，または過度の高タンパク食である．特定の化学療法を行っている患者もまた，尿酸結石のリスクがある．

　尿酸結石は通常のX線では映らないため，尿酸結石が疑われる場合は，診断のためにはCTスキャンを施行する．

■ (2) 治療

　他の種類の尿路結石と比較して尿酸結石の良い点は，尿のpHを6.5よりも高く保つと溶解できることである．血液検査では血清尿酸値を測定でき，24時間蓄尿では1日あたりの尿中排泄量を測定できる．もし，数値が高い場合には，痛風があるかどうかを確認するために，さらなる追加の検査を行う．

　ただし，尿酸値が高すぎる場合，医師は，いくつかの他の薬を使って尿を

アルカリ化しようとするだろう．それらの薬は錠剤，もしくはシロップで，クエン酸塩または重炭酸塩の誘導体である．クエン酸の誘導体であるクエン酸塩は，尿路結石を溶解し，尿の pH を上げる．巨大なクエン酸塩の錠剤を飲む代わりに，クエン酸塩の濃度が高い Crystal Light® レモネード※5 を飲むこともできるが，Crystal Light® レモネードは人工的に甘くなっており，飲みすぎは身体には良くない．

※5　米国で一般的なレモネード．

注意して見ましょう

　尿路結石は，その名の通りまさに石に見える．しかし完全に丸いわけではなく，滑らかであったりギザギザしていることもあるが，基本的には小石のようなサイズである．ほとんどの人が，石は白いものと思い込んでいるが，石はそれぞれの色をもっている．たとえば，尿路結石は，黄金色が典型的であるし，一水和物のカルシウム結石は黒色で，二水和物のカルシウム結石は黒色や茶色である．

　すでに示したように，尿酸結石は，他の石に比べて柔らかい．一方，カルシウム結石は，もっとも硬い．また，石はいろいろな成分が多少なりとも混ざっている．石は，部分的にシュウ酸カルシウムや，尿酸，ストルバイトの成分も含んでいることもある．

4. カルシウム結石

　検査の結果，尿路結石の種類がカルシウム系の結石であった時，それは米国および西欧で最も一般的な結石である．すでに説明したように，カルシウム系の結石には，シュウ酸カルシウム，リン酸カルシ

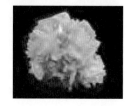

JCOPY 498−22452

ウム，およびその両方が組み合わさったものを含む，多くの異なる種類がある．すべての尿路結石の85％がシュウ酸カルシウムの成分を含み，8〜10％がリン酸カルシウム結石である．また，シュウ酸カルシウム結石には，一水和物と二水和物の2種類がある．一水和物の石は非常に硬く，破砕するのがとても難しいが，二水和物の石はより柔らかく，断片化しやすい．

　原発性高シュウ酸尿症がある場合，一旦カルシウムが腎臓からろ過され元々あった血中に戻る代わりに，カルシウムが腎臓で排泄された後，シュウ酸塩またはリン酸塩と結合し，カルシウム結石の形成にいたることを銘記されたい．

　原発性高シュウ酸尿症は，通常ならシュウ酸塩の蓄積を防ぐ酵素が欠乏しているため，シュウ酸塩の過剰産生が起こるまれな病態である．腎臓では，この過剰なシュウ酸塩がカルシウムと結合してシュウ酸カルシウムを形成し，これが，尿路結石，腎機能障害，腎不全，および他臓器の障害をも引き起こすことがある．

5. サンゴ状結石（Staghorn Calculi）

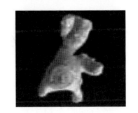

　尿路結石が非常に大きくなり，腎臓で複数の枝を持つほどになった場合，サンゴ状結石と呼ばれる．それは，サンゴの角の部分や鹿の角のように見えるからである．

　サンゴ状結石形成のリスク因子には，結石の長い病歴，特定の代謝異常，特定の種の細菌により繰り返す尿路感染症などがある．サンゴ状結石が感染に関連して発生した場合，断続的かつ再発性の感染

のパターンが存在する可能性があり，これはサンゴ状結石が除去されるまで持続しうる．サンゴ状結石で感染を伴った患者は，敗血症になり死亡する可能性もあるため，直ちに治療が必要である．未治療の場合，時間の経過とともに結石が腎臓を破壊し，加えて／もしくは，生命にかかわる感染症（敗血症）を引き起こす可能性があるため，サンゴ状結石は，腎機能低下，疼痛，および感染が起こらないように治療を行う必要がある．結石を完全に除去することは，感染の根絶，閉塞の解除，結石のさらなる成長の防止，腎機能の維持に重要である．経皮的腎結石摘出術は，通常，結石を治療するための最良の方法である．

6. 入院後に生じる結石

　外科手術を受ける，若い，もしくは筋肉質の患者では，体液が急激に肺に流れ込むことで起こる，急性肺水腫と呼ばれる麻酔のまれな副作用が生じることがある．患者が人工呼吸器下にある場合，全血液と体液が非常に速く代謝されることで痛風を引き起こし，最終的に尿路結石につながる可能性がある．ただしこれはまれである．

　また，長期臥床患者では，不動による高カルシウム尿症によって，カルシウム結石を発症することもある．

　そして，化学療法も尿路結石を引き起こしうる．実際，白血病に罹患していた私の2人の若い女性患者にも起こってしまった．薬物はがん細胞に対して毒性を持つが，血中の他の細胞に対しても毒性を示す．その結果，薬物はがん細胞を殺すだけでなく，正常の細胞も殺してしまうのである．これにより石が形成される可能性がある．

JCOPY 498−22452

結石の診断

医師より尿路結石を疑われた際，あなたは検査を受けることになるだろう．

1. 受診先はどこか

　側腹部の耐え難い痛み，嘔吐と悪寒，突然の血尿を認めた場合，すぐに診断と治療を受けたいと思うであろう．プライマリケア医や内科あるいは泌尿器科に電話したり，最寄りの救急部（ER）に駆け込んだりするかもしれない．

　もし，これらの症状を初めて経験したのであれば，直接，救急部に向かうべきである．寄り道をしてはいけない．救急部を受診すると，まず救急部の医師，Nurse practitioner（NP，診療看護師）あるいはPhysician's assistant（PA）[※1]の問診を受ける．PAは素晴らしく有能ではあるが，強い

> ※1　医師の監督の下に簡単な診断や薬の処方，手術の補助など，医師が行う医学行為の一部をカバーする米国の医療資格者．NP・PAともに日本でも採用が始まっている．

痛みがあり，早く結果を知りたい時は，泌尿器科専門医の診断を受けること
が最善である．なぜなら，診断は必ずしも一筋縄ではいかないからである．

　強い痛みがある患者の中には，その痛みが尿路結石に関連したものである
ことに気付かず救急部を受診しない人もいる．かわりに，単に背中の筋肉が
こっているのだろうと思い，まずカイロプラクター[2]（整体師）や整形外科

──────────
※2　筋骨格系の障害を脊椎の調整を通じて改善する療法で，米国では職業学位と資格
　　試験制度があり，プライマリケアの専門職として法制化されている．

⚠ 重　要 ⚠

　もちろん，気を失うような極端な痛みがあったり，尿路結石とはまた別の
生命を危機にさらすような症状が伴う場合は，誰かに救急部（ER）に搬送し
てもらったり，即座に911[3]に電話したりすべきである．
　救急部で尿路結石と診断された場合は，治療を受け，泌尿器科を継続受診
するよう指示される．また，救急部の医師が手術の必要性を告げた場合，泌
尿器科医は事前に手術室へ連絡し，同日に処置を行うことができるかどうか
早急に確認することになるであろう．

特に注意すべきこと

　痛みで駆け込む前に，かかりつけの泌尿器科がどんな設備をもち，その
診療所でどのような処置が可能か知っておくこと．すべての泌尿器科の診
療所に，その場で適切に診断ができる設備が備わっているわけではないか
らである．たとえば，すべての尿検査が実施可能なプライマリケア医と泌
尿器科医がいる一方で，実施不可能なところもある．その場合，症状に合
わせて，あるいは救急部の方が高度な医療設備が整っているという理由
で，救急部に直接搬送されることになる．また，超音波検査，CTスキャ
ン，高度な臨床検査がその場ですぐに受けられる診療所もある．だから初
めて泌尿器科にかかる時には的確な質問（どんな検査や治療の設備がある
か）をすることが賢明である．症状が出る前に確認しておくことが望ましい．

──────────
※3　日本における110番・119番に該当する緊急通報先．

JCOPY 498－22452

に電話して，筋肉，骨，神経に問題がないか除外診断を受けるかもしれない．また，下腹部痛がある場合は，食中毒や虫垂炎と考え，胃腸，肝臓を診る消化器内科の受診予約をとるかもしれないし，尿が出ない場合は尿路感染症と考え，まずプライマリケア医を受診するかもしれない．繰り返しになるが，もし尿路結石の症状を知っていて，最初から結石を疑う場合は，救急部を受診すべきである．

　野球ボール大に成長した尿路結石があり，腎臓を完全に埋めつくしている場合は，泌尿器内視鏡医および / または腎臓内科に紹介される場合がある．泌尿器内視鏡医は，泌尿器科レジデントを修了後，尿路結石と最小侵襲外科に関する専門のフェローシップを修了し，複雑な尿路結石症例を頻繁に診療している．一方で腎臓内科医は，内科レジデントを修了後，腎臓内科（尿路結石も含め，腎疾患に関する領域）を専門にしており，将来の尿路結石予防に関して指導することができることが多い（もちろん尿路結石予防に関して精通している泌尿器科医も中にはいるが……）．

2. 診察と検査

　救急部（ER）の医師が患者の症状を確認したら，身体診察に移る．医師
は通常，腹部と側腹部，そして腎臓のある部分を圧迫して痛みの度合いを確
認する．飛び上がるほどの痛みがあれば，何か相当悪いことが起きていると
判断するであろう．

　身体診察として他に，以下のものが行われる．

> ・体温を測る．
> ・体重を測る．
> ・痛みや液体貯留の有無を確かめるために，腹部や背部を
> 　圧迫・打診する（腹部触診）．
> ・リンパ節腫大がないか確認するため，鼠径部を触診する．

　泌尿器科や救急部の受診かを問わず，おそらくまずは尿の提出を指示され
るだろう（排尿が可能である場合）．Chapter 2 で述べたように，尿検査で
糖尿病や尿路感染症などさまざまな病態をスクリーニングすることが可能で
ある．そして結果から，尿中に尿路結石の徴候である細菌や血液が含まれて
いないか判断する．次に，救急部または泌尿器科の医師は，血算（CBC）
検査をオーダーするが，この結果も，痛みの原因究明の糸口となる．たとえ
ば，ストルバイト尿路結石では，血液検査で白血球（好中球）増加が認めら
れる．その他，電解質と腎機能を確認するだろう．

　尿路結石が疑われた場合でも，救急部では他に痛みの原因となる疾患また
は病態がないかチェックする．たとえば，憩室炎，過敏性腸症候群
（IBS），卵巣捻転，虫垂炎，胆石，クローン病，精巣捻転，あるいは子宮外
妊娠（子宮内膜の外での妊娠）などは，尿路結石と似た症状と痛みを呈する

からである.

3. 問診時に確認すべき尿路結石の症状

　診断するために救急医（ER）または泌尿器科の医師は，まず病歴を確認してから，症状を聞く．こうすることで，診断に焦点を当てやすくなる．以下に，症状について問診するであろう質問例の一覧を示す．

1. 痛みがある場合，それはいつ始まったか？
2. どの部分が痛むか？
   その痛みは下腹部や鼠径部に広がるか？
   その痛みは側腹部や陰嚢 / 陰唇に放散するか？
   （尿路結石に由来する衝撃的な痛みの大半は，側腹部と呼ばれる部位で生じ，通常側腹部から背中に広がる）．
3. 痛みは鋭く差し込むような痛みか？それとも鈍くうずくような痛みか？
   短期間で悪化する鈍痛か？
   それとも短時間でパッと生じて消える鋭く差し込むような痛みか？
4. その痛みは周期性か？それとも持続性か？
5. 痛みはいつ始まり，どれくらい続くか？
6. 熱はあるか？
7. 悪寒はあるか？
8. 排尿痛はあるか？
9. 排尿時の尿の色は，ピンク，赤，茶色か？
10. 尿は混濁しているか，悪臭があるか？
11. いつもより尿意を感じやすいか？
12. 悪心，嘔吐はあるか？

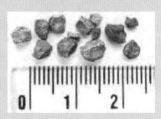

悪心への対処

　尿路結石は，行動や食事の改善ではどうにもならない強い悪心を引き起こす場合があるが，症状を和らげる制吐薬が使用できる．それらは，プロクロルペラジンやオンダンセトロンなどである．悪心で錠剤が服用できない場合は，坐薬として利用できる制吐薬もある．痛みの強さとどの薬剤に耐えられるかに応じて，医師は（マリノール®：ドロナビノール大麻の精神活性部分由来のもの．THC とも呼ばれる），あるいは医療用大麻そのものを処方する場合もある※4．

　薬を服用する前に，医師にその薬のリスクとベネフィットについて質問し，現在の内服薬を伝えること．これらの薬は悪心を和らげてくれる一方で，副作用ももたらす．たとえばコンパジン®は眠気，視界のぼやけ，無月経，落ち着きのなさをもたらす場合がある．現在の内服薬にさらに薬を追加したいかどうか，またそれが可能かどうか検討すべきである．

※4　日本でも同様に内服制吐薬や坐薬を使用することが多いが，麻薬系薬剤まで使用することはまれである．

4. 画像検査を受ける

　医師は尿検査と身体診察の他に，以下のような検査をオーダーする場合がある．

A. 超音波検査

　超音波画像，診断超音波検査，または超音波検査法と呼ばれており，高周波の音波を使用して，体内の画像を描出する．超音波では他の検査ほど正確に尿路結石を診断することはできない．超音波検査は CT スキャンに比べ

JCOPY 498-22452

良い画像を得るのが困難であり，良い超音波画像を撮るには，機械の良し悪しではなく放射線科医[※5]の能力がものをいう.

B. 造影剤を使用しない CT スキャン（単純 CT）

造影剤を使用しない CT または CAT スキャンは，非侵襲的な（造影剤を注入しないという意味で）コンピュータ断層撮影検査である.骨，筋肉，脂肪，臓器など身体のあらゆる部分の詳細な画像が得られ，尿路結石の有無を調べるのにも適した検査である.CT スキャンでは，標準的な X 線検査より詳細な画像が得られる.

注意点として，妊娠中で尿路結石の症状がある場合は，低線量 CT スキャンであれば安全だが，超音波検査の方が望ましい.医師に CT 検査中に使用される放射線量とそのリスクについて質問すること.妊娠中または妊娠の可能性の有無を放射線技師に知らせること.なぜなら妊娠中の放射線曝露は，児の先天性奇形を招く恐れがあるからである.

腹部 CT の正確性に影響をおよぼす因子や条件がある.これらの因子には外科用クリップや直近のバリウム検査による腸管内バリウムなどの腹部内の金属製物質，腸管内の便および / またはガス，人工股関節置換術に使用される人工物が含まれるが，これらに限られるわけではない.

C. 造影剤を使用した CT スキャン（造影 CT）

造影剤を使用した CT スキャンを受ける場合は，造影剤のアレルギーがあるか，造影剤に過敏反応を示したことがあるか，腎臓に問題がないかについて放射線技師に伝えること.腎不全患者や腎臓に他の問題がある患者は，医師に伝えること.特に，脱水や腎臓に基礎疾患がある場合，造影剤により

腎不全が引き起こされることがあるためである.

排出した尿路結石を集める

痛みがある時に尿路結石を排出した場合，何とかしてそれを集めて医師に提出すること. 結石を分析することにより，結石の組成がわかりそれに応じた最適な治療法・予防法を決めることにつながる.

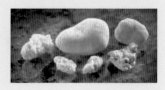

D. 静脈性腎盂造影（IVP）

　これは造影剤を使用して腎臓，膀胱，尿管の画像を得る X 線検査で，尿路結石の有無が明らかになる場合がある. また，尿路がよく見えるように，検査前に薬を服用して腸管内を空にするよう指示される場合がある. 加えて可能であれば，検査を開始する前に，膀胱を空にするよう指示される. 検査には長いと 1 時間を要し，静かに横になっている必要がある. もし尿路結石の痛みがある場合，本検査は困難である.

　方法は，まず，腕の静脈にヨード系造影剤を注入する. すると，腕と身体にほてりまたは熱感を感じるであろう. その後，一連の X 線撮影が行われる. これは，腎臓から造影剤が排出される様子と尿にたまっていく様子をみるためのものである. 造影剤を腎臓内に留めるため，圧縮装置（膨張する 2 つのバルーンを含む幅の広いベルト）を使用する場合がある. 最後の撮影の前に，再度排尿するよう指示される. これは，膀胱を空にする能力をみるためのものである.

　副作用として，造影剤注入後に口腔内に金属の味がする，頭痛，悪心および嘔吐がある.

JCOPY 498−22452

E. 逆行性腎盂造影

IVP または CT スキャンで明確な診断が得られない場合，逆行性腎盂造影が次の選択肢となる．この検査は，検査前に麻酔を受け，尿管と腎臓をより視覚化するために尿管への造影剤を注入し X 線撮影が行われる．

F. 腹部 X 線検査（KUB）

KUB としても知られており，腎臓，膀胱，尿管の画像が得られる．X 線検査前に，妊娠の有無，子宮内避妊用具（IUD）挿入の有無，過去 4 日間以内のバリウム造影剤使用の有無，過去 4 日間以内のペプトビスモル®（市販の胃腸薬）などの薬剤服用の有無（X 線検査の妨げとなる）を伝えること．この検査は不快感を与えることなく行われる．X 線撮影は仰臥位，側臥位，立位で行う．しかし，X 線検査では尿酸結石が映らないため，尿酸結石の疑いがある場合は CT スキャンが最適である．また CT スキャンは，KUB より放射線量が多いことにも注意が必要である．

【海外セレブの結石事件簿】

米国のテレビドラマ『となりのサインフェルド』※6 の第 6 話「体操選手」で，コズモ クレイマーがサーカスの公演中に結石を排石するシーンがある．クレイマーはピエロを怖がり，会場を離れてトイレに行った時に尿路結石を排出するのだが（「おぉ，蝶々夫人を観にいった時※7 の私自身とそっくりだ！」）．お決まりの，純粋なコメディ『となりのサインフェルド』風に，クレイマーは綱渡りをしているパフォーマーが高い場所から落ちるほどの大声で叫ぶのであった．

※6　米国の国民的コメディドラマ．
※7　序文を参照．

結石の治療

十分な水分を摂ること，食生活を変えること，薬を内服をすることで尿路結石を予防できるだろう．

　自然に排出しない結石への対応方法はたくさんある．その中にはジェットコースターや性交，ビールなども挙げる人がいることにはいるが（B. 驚くべき排石法を参照），私は内服治療を推奨する．

　内服治療が選択肢とならない場合は，手術などの外科治療が必要となる．なお，外科治療は結石の大きさや種類によって選択すべき方法が異なる．非侵襲的な衝撃波破砕術（SWL）や，低侵襲な外科治療である膀胱鏡下／尿管鏡下レーザー治療，経皮的腎破砕術などの治療法に関しては，以下詳しく説明する．また，稀ではあるが，結石除去のために観血的で侵襲的な手術を受ける人もいる．あなたがどの治療法を選択するかに拘わらず，あなたにとって最適な治療を担当医から十分な説明を受けた上で決定できるように，できる限り多くのことを学んでおくことが役に立つだろう．

1. 手術以外の排石

　結石が自然に排石されることを望むだろうが，治療介入なしに排石される確率はどれくらいかご存知だろうか？あまり科学的ではないが，弱い根拠と個人的な経験に基づいて，私は患者に 1mm 大の結石（塩 3 粒分の大きさ）が自然排石する確率は 90%，2mm 大では 80%で，3mm 大では 70%と伝えている．これは患者によっても異なるが，これにより自分自身の結石がどれくらいの確率で自然排石されるか予想できよう．

A. 投薬による自然排石

　一般的に，患者が小さな尿路結石（5mm 以下）をもっていて，結石に伴う発熱がなく，薬で痛みを抑えることができる場合，私は患者に自然排石を勧めるだろう．加えて，たくさんの水を飲むように指導し，尿管を弛緩させて詰まった尿を流すために，尿管拡張作用を持つα‐ブロッカーという種類の薬を処方するであろう．私が使うα‐ブロッカーの例として，タムスロシン，アルフゾシン，テラゾシン，ドキサゾシンがある．

　タムスロシンや他のα‐ブロッカーは，前立腺および膀胱の筋肉を弛緩させる効果がある．そのため良性前立腺過形成（BPH）と呼ばれる肥大した前立腺の治療薬として，通常は男性に処方されるが，報告によるとタムスロシンは尿路結石にも有用であるとされている．

　最近では，タムスロシンとその他のα‐ブロッカーは副作用のために問題にされているものの，今の所，医師はこれらを使用し続けており，未だに私も治療でタムスロシンを使用している．なぜなら，タムスロシンなどの有効性に疑問を呈している最近の研究には多くの欠点があり，私はその研究結果に納得していないからである．

JCOPY 498 - 22452

他の薬と同様に，α-ブロッカーの使用にはめまい，ふらつき，眠気，鼻水，鼻づまり，射精の問題などさまざまな副作用がある．もしもこれらの症状が出現した場合は，必ず医師に伝えるべきである．

B. 驚くべき排石法

世界には一見すると治療とは思えない方法で尿路結石の排石を行った事例や研究がある．信じるも信じないもあなた次第!?

ジェットコースターによる結石治療

最近の研究で，尿路結石の患者はジェットコースターに乗ることで，スリル以上のものを味わえることが示唆されている．実際，ジェットコースターの揺れとカーブは，「痛みを伴わずに」結石を自然排石させるかもしれないが，そのためには必ずジェットコースターの後方の席に座る必要があるとのことである．

研究者達はフロリダ州オーランドのディズニーワールドにあるビッグサンダーマウンテン（ジェットコースター）で60回のライドでの実験を行った．この研究で，尿管鏡用のシミュレーター装置を患者に見たて，結石を装置の腎の高さの尿中に置いた形で行われた．装置がジェットコースターの後方に置かれた場合，64%の結石が排石したのに対して，前方に置かれた場合は17%しか排石しなかった．この報告はThe Journal of the American Osteopathic Association誌に掲載されている．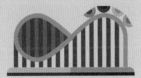

愛の力で自然排石

　結石を出そうとしているその時に同時に光を暗くし，セクシーな音楽をかけ，パートナーとの濃厚な時間を過ごすことも考えたくなるかもしれない.
　トルコの The Clinic of Ankara Training and Research Hospital の研究者が行った研究で，週に少なくとも 3-4 回の性交をすることで，自然排石を促すことができることが報告された. この研究では 75 人の参加者が 3 つのグループに分けらされた. 1 つ目は少なくとも週に 3-4 回性交をするグループ，2 つ目はタムスロシンを投与されるグループ，3 つ目は尿路結石の標準治療を受けるグループであった. 2 週間後，性交をするグループの 31 人のうち 26 人で結石が排石された.

　結石を排石させようと必死な人達は，石をバラバラにしようとして挙手跳躍運動（ジャンピング・ジャック）という手段に訴えることがある. 以前も述べたが，効果があるものなら何でも良いのです！
　私の患者の一人である海兵隊員は，上下にジャ 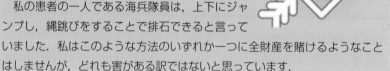 ンプし，縄跳びをすることで排石できると言っていました. 私はこのような方法のいずれか一つに全財産を賭けるようなことはしませんが，どれも害がある訳ではないと思っています.

ビールに効果があるって本当？

尿路結石発作の初発症状が出現した瞬間から，排石しやすいように大量の水を飲むことが非常に重要である．もしかするとたくさんの水を飲んでいる間に，ビールを1杯か2杯飲みたくなる人もいるかもしれない（あるいはビールと水を性交と一緒にすることもできる）．

フィンランドのある研究では，1パイント（473mL：米国）のビールを毎日飲むと，尿路結石のリスクが最大で40%低下することが示された．なぜならアルコールは自然の利尿薬であり，尿の流出を促すからである．アルコールは尿量を増加させることで尿路結石の結晶化を防ぎ，余分なミネラルを排泄するので，結果として尿路結石が形成されるリスクを減らすことができる．

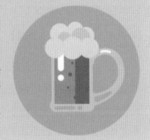

古代・中世の治療法

尿路結石と診断されたとしても，ありがたいことに医療が進歩した素晴らしい時代になった．同時に，今が古代インドではないことに感謝しなければならない．Ahmet Tefekli と Fatin Cezayirli の著書『結石の歴史：文明と並行して』によると，もしも古代インドに住んでいて尿路結石に苦しんでいた場合，菜食中心の食事療法を勧められ，薬用ミルク，澄ましバター，アルカリの尿道注入が行われていたとのことである．さらには，今が中世時代（1096-1438）のヨーロッパではないことにも感謝すべきである．なぜならこの時代では，砕石術士が街から街へと移動し，公共の場にも拘わらず，無麻酔で会陰部（生殖器と肛門の間の領域）から尿路結石を除去する手術を行っていたからである．

・小 括

　これらの尿路結石の排石に関する独創的な試みは，ほとんどの人にとって害のないものである．ただし，痛みが始まってから 1 カ月が経過しても，まだ結石が出てこない場合は，そのような試みだけではおそらく排石しないと思われる．1 カ月もの間，痛みに苦しみ，薬物治療を行い，排石を試みても改善しない場合は，ほとんどの患者（特に 5mm を超える結石を持つ患者）では追加の治療介入を必要とするであろう．

【海外セレブの結石事件簿】

最も有名な結石

　おそらくパキスタンの Wazir Muhammad s/o Abbass Ali Jagirani より大きな結石ができることはないので安心してほしい．2008 年 6 月 24 日にパキスタンのシンドにあるチャンドカ医科大学病院の腎泌尿器科で，彼の右腎から重量 21.87oz（620g）の巨大な結石が除去された．それはほぼ 1.5 Ib の結石であった．

C. 代替療法（非科学的民間療法）

　代替療法は尿路結石を自力で除去するための選択肢である．鍼治療，指圧，カイロプラクティックなどの方法が挙げられる．一部の患者は，その手軽さのために代替療法に魅力を感じる．ただし，代替療法の成功率は外科治療ほど高くなく，それらの効果を支持する科学的根拠は非常に乏しいことに注意しなければならない．

JCOPY 498-22452

代替治療 1 　鍼治療

　鍼治療は 5mm より小さい結石に行われる．足，腹，背中など身体のさまざまな部位，および尿路と膀胱の経絡に細い針が刺される．これらの鍼は痛みがないと言われており，20 〜 30 分刺したままである．鍼治療の専門家いわく，腎臓のエネルギーを強化して結石を砕くことを目的としているとのことである．これは，尿管を拡張する部位を狙って針を刺すことで，結石が排石できるようにする．鍼治療は尿の化学的性質を変えることで，結石を通過しやすくするだけでなく，将来の結石形成を予防する効果もある．鍼治療は安全な処置であり，使い捨ての針を使用する．

・賢者の皆様に一言；

　鍼治療を受けたい場合は，尿路結石治療のライセンスを持ち経験のある鍼灸師[※1] を，自分で探して選ぶ必要がある．

※1　鍼灸師につき米国では，州ごとに規定・資格が異なるが，多くの州でプライマリ
　　　ケアの臨床専門家として制度化されており，全国的な資格もある．民間保険も適用
　　　可能で，州にもよるが治療可能な範囲も広い．
　　　　一般医療が高額な米国では，安価な鍼治療の需要は高いようである．

代替治療 2 　リフレクソロジー / 指圧

　リフレクソロジーと指圧は，圧力療法とも呼ばれ，鍼治療に似ているが，針は使用しない．代わりに，腎臓のエネルギーを標的にするために，体の特定の部位（通常は手と足）に強い圧力をかける．指圧は自分で行うこともできるし，友人や家族にしてもらうこともできる．

　インターネットを検索すれば，指圧のポイントがわかる画像がいくつか出てくるだろう．尿路結石を標的とするポイントの 1 つは，足の甲のちょうど裏にある土踏まずのアーチに存在する．親指または，他の指で 1- 3 分間，または 10 秒間隔で 10 回指圧する．痛みを感じるポイントに指圧をするべきだが，強すぎないようにした方が良い．指圧は左右の足を同時に，または交互に行う必要がある．

代替治療3　カイロプラクティック（整体）

　カイロプラクター（整体師）は脊椎関節に力を加えることでそれらを矯正し，圧迫した部位の血流を改善する．腰の施術をする時，カイロプラクター（整体師）は腰と腹部の周辺組織を重点的に施術することにより，結石を排石しやすくすることができる．カイロプラクティックは痛みを和らげることが証明されており，結石が通過する時の痛みを和らげるのに役立つかもしれない．

・小 括

　代替療法は試す価値のある治療ではあるかも知れないが，結石のサイズがとても小さい結石形成の初期段階でしか効果がないことを覚えておくべきである．初期段階を過ぎた場合は，外科的処置が選択肢となる．

2. 結石の手術

　ほんの数十年前まで，尿路結石の有効な治療法は唯一，手術だけであった．1980年代初頭であっても，医師はお腹を大きく切開して結石の場所を同定し，取り除いていた．それからわずか30年しか経過していないにも拘わらず，今ではこの大きな観血的手術が必要になることは非常に稀である．実際，私は今までに4000件以上の尿路結石手術を行ってきたが，観血的手術を選択したことはない．尿路結石手術が必要な場合は，医師に腹腔鏡下で行うことができるか尋ねるとよいだろう．腹腔鏡下手術は腎臓を直視するために，背部をかなり小さく切開し，そこから細い照明付きチューブを挿入して行う低侵襲手術である．このように我々は，結石手術の進歩に関して，長い道のりを歩んできたわけである．

A. Edward Lyon と膀胱鏡検査

　すべての尿路結石が，あなたにとてつもない痛みを感じさせたり，自動的に手術室に運ばれてしまうというわけではない．治療の次の段階は，尿路結石の大きさや場所，成分によって異なるだろう．また，治療の経過はあなたの医学的状態に大きく影響を受ける．もし結石による症状がない無症候性の患者である場合，激しい痛みやそれ以外の症状（発熱など）がある症候性の患者よりも，多くの選択肢がある．

　もしもあなたが以前に尿路結石を経験し，運よくその結石を拾って検査に提出することができていたら，すでに結石の成分を把握しているはずである．その場合，結石による発作が再発したとしても，担当医がどのように治療法を決めるかが明確にわかるだろう．

　たとえば，あなたは膀胱や尿道の結石を除去できる膀胱鏡検査や，逆行性尿路造影検査で治療される可能性がある．逆行性尿路造影検査は，尿の流れ方や，どこかに閉塞があるかを確認するために，尿管に造影剤を注入しレントゲンで見るものである．実際，シカゴ大学の泌尿器科医であり，以前の指導医でもある Edward Lyon 医師は，数人の同僚と初めて小児用膀胱鏡を尿管に挿入し，尿管から結石を除去するための，より低侵襲の技術を開発した．

■（1）膀胱鏡検査

　膀胱鏡検査は以下のような尿路の問題の有無を明らかにするために行われる．

- ・治療に反応しない尿路感染症
- ・過活動膀胱
- ・排尿時痛
- ・尿失禁

- ・頻尿と排尿困難
- ・排尿障害（尿閉）
- ・尿路閉塞

■（2）膀胱鏡検査の準備

　膀胱鏡検査を受ける場合は，薬物アレルギーや出血の問題があるか，アスピリンやワルファリンなどの抗血小板薬や抗凝固薬を服用しているか，妊娠しているかどうかを必ず医師に伝える必要がある．

　膀胱鏡検査の直前には膀胱を空にする必要があり，検査によって生じうる尿路感染を予防するために薬が投与されることがある．

　局所麻酔または全身麻酔が行われる場合，患者は少なくとも検査の8時間前から絶食するように指示される．局所麻酔が行われる場合，尿道を麻痺させ，膀胱鏡の動きを滑らかにするために，処置の前に局所麻酔薬（リドカイン）が尿道に注入されることがある．

B.　尿管鏡検査：低侵襲手術

■（1）尿管鏡検査とは

　尿管鏡検査は，尿管鏡と呼ばれる小さな軟性内視鏡を，膀胱を通じて尿管に挿入して，結石を見つけて取り除く手術である．結石が下部尿管にある場合，硬性尿管鏡を使用して直接結石に対する処置を行う．結石が上部尿管にある場合は，軟性尿管鏡が使用される．この軟性尿管鏡の使用により，結石を見つける確率がかなり高くなった．男性の場合，尿管鏡は外尿道口を通過し，女性の場合は尿道を通過する．この手術では，体表に外科的切開は行わない．

　これらの内視鏡は，デジタル様式として進化し続けることで，結石を見つ

けるために重要となる鮮明な画像を生み出している．結石が見つかったら，ワイヤーバスケットを尿管に通して結石を採取する．なお，結石が非常に大きい場合はホルミウムレーザーで砕き，その後，小さな破片を取り除くことになる．

■（2）レーザー治療

レーザーはどれほど硬い結石であっても，ほとんどすべての種類の結石を砕くことができる非常に優れたデバイスである．レーザー技術自体は 1990 年代から存在していたが，最新のレーザーは細くて曲げやすいように進化したため，外科医は正確に石を狙えるようになった．レーザー治療中，外科医はレーザーが結石に届くまで，尿管鏡からレーザーを照射する．術者は，結石全体に孔が空き，壊れて細かい破片になりはじめるまで，フットペダルを使ってレーザーを照射し続ける．

レーザー治療は全部で 30 分から 2 ～ 3 時間かかり，全身麻酔下で行われる．

ニュース速報

ある企業は，患者の尿道から挿入し，尿路結石を発見・除去・破砕して回収できる，最初のデジタル式使い捨て尿管鏡を開発した．報告によると Boston Scientific 社は，複数回使用した程度で故障してしまうという再利用可能なデバイスの不安定なパフォーマンスの問題に対して，この使い捨て尿管鏡がその答えとなると発表した．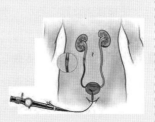

〈ニュース・ソース：http://www.bizjournals.com/boston/blog/bioflash/2016/01/boston-scientific-unveils-disposable-device-that.html〉

　結石が除去されたら，尿管ステントを留置して尿管内の炎症が治まるまで，尿管の安静を保つ．ステントは解剖学的構造に応じてサイズが異なり，数日から数カ月間入れたままとなる.

■（3）尿管鏡手術後に起こりうること

　以下，治療後に起こりうることを示しておく.

- ・術後は回復室に入れられ，合併症の兆候がないか，バイタルサインが正常範囲であるかをモニターされる.
- ・麻酔の効果が切れるにつれて，眠気を自覚するようになる.
- ・麻酔は嘔気を引き起こすことがあり，そのため薬を投与されることもある.
- ・術後数時間は必要な水分と鎮痛剤を点滴される.
- ・退院前に歩き始めるためのサポートを受ける.
- ・排尿時に灼熱感を感じることがあるが，これは大量の水分を摂取することで緩和できる（アルコールは摂取しないように）.
- ・ステント留置は，痛みや尿意切迫感，排尿時の膀胱痙攣を引き起こすことがあるため，薬で治療されることがある.
- ・便秘はよく起こるが，市販の緩下剤で治療できる.
- ・術後数日間は疲労が持続することもある.

■（4）ステントに関する厳しい現実

　泌尿器科医に尿管鏡検査をお願いする前に，ステント留置によって生じるいくつかの欠点を知っておくべきである.

　実際にステントが留置されていることをほとんど自覚しない患者もいれば，脇腹に鈍痛を感じる患者もいる．あるいは，ステント留置によって，結石があるのと同じくらい耐え難い痛みを感じる患者もいる．繰り返しになるが，すべての人がステント留置で痛みを感じるわけではないものの，多くの人は痛みを感じる．たとえばステントが膀胱に擦れると痛みが生じ，頻尿を

引き起こす．また，ステントを留置すると排尿時に膀胱から腎臓へ尿が逆流するため違和感を感じることがあるが，それは弱いピリピリした感覚から激しい痛みまでさまざまである．一部の患者は最初の排尿が最悪だというが，結石の破片を排石するためには尿道を通過する必要があり，それが痛みの原因となっている．以上のように，ステントは一時的に体内におかれた異物であり，不快感があることを忘れないようにすべきである．また，ステントは尿路感染症や腎盂腎炎の原因となり，特に抗凝固薬を内服している人ではひどい出血を引き起こす可能性もある．

　もちろん，ステント留置にも良い面はある．信じるかどうかは別にして，ほとんどの人はステントを挿入していても日々の活動を続けることができ，性的活動も活発なままである．

　ステントが留置されている場合，泌尿器科医が提案するタイミングで，必ずステントを抜いてもらうべきである．というのもステントを残したままにすると，腎不全を含む大きな合併症を引き起こす可能性があるからである．

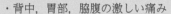

術後に要注意の症状

術後，以下の症状がある場合は，すぐに担当医に相談すべきである．
- 背中，胃部，脇腹の激しい痛み
- 排尿困難
- 発熱または悪寒
- 血尿が出たり，尿に凝血塊がある時（ただしステント留置後，約 24 時間以内は，ピンク色の尿が出ることは通常のことである）

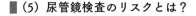

■ (5) 尿管鏡検査のリスクとは？

　ステントの痛みは尿管鏡検査後に起こる数少ない合併症の一つである．他の合併症の一例として，尿管狭窄（膀胱から体外へ尿を運ぶ尿道の異常な狭窄）や尿管瘢痕がある．こうした合併症は尿管鏡の小型化と，外科医がそれ

らの合併症を回避しようと用心しているおかげで，今では稀にしか発生しない．最後になるが，尿管鏡検査では尿管に孔があく（穿孔）ことがある．穿孔した場合，長期間のステント留置が必要であり，状態が悪いとさらに高度な再建処置が必要になることがある．

■ **(6) 抗凝固薬について**

　今までに述べてきたすべての手術には出血のリスクがあり，そのリスクを可能な限り最小限に抑える必要があることに留意すべきである．もし心房細動や血栓に対して抗凝固薬を内服し，出血のリスクが高い場合，担当医は手術を行わなかったり，抗凝固薬の効果を中和する薬を投与したりすることがある．なお，担当医の指示がないのに，抗凝固薬の内服を自己判断でやめてはいけない．

C.　衝撃波治療: 非侵襲的治療

■ **(1) 衝撃波結石破砕術（SWL）とは**

　尿路結石が腎臓の中にあり，尿管まで下りてきていない場合，あなたを揺さぶるような治療が施行されるかもしれないが，それは腎臓から結石を取り出すためである！この治療は衝撃波結石破砕術（Shock Wave Lithotripsy: SWL）と呼ばれる音波治療である．SWL は第二次世界大戦中にドイツ人によって発見されたが，医療用として発明されたものではなかった．彼らは爆弾を投下した後，敵に与えたダメージを評価していたのであるが，その時に彼らは戦車が無傷であるにも拘わらず，中にいた兵士が死亡していることを発見した．爆弾の衝撃波は戦車にダメージを与えることはなかったが，戦車を通過して内部の兵士を殺していたのだ．

　ドイツ軍が敵を殺したのと同じ衝撃波の概念が医療として導入された．医師は患者の背中の後ろに置いた水が入ったボトルを利用して，強い衝撃波を体内に効率的に伝えることで，有害事象を起こすことなく尿路結石を破砕す

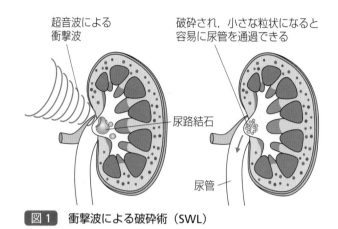

超音波による
衝撃波

破砕され，小さな粒状になると
容易に尿管を通過できる

尿路結石

尿管

図1 衝撃波による破砕術（SWL）

るものであった．1980年代，初のSWL装置が米国で使用を承認された
が，当初の装置はあまりに高価であり，専用の部屋に保管する必要があっ
た．そのため患者は結石の治療を受けるために，SWL装置があるセンター
まで足を運ばなければならなかった．SWL装置は，長年にわたって劇的に
改良されており，今日では携行可能となり，トラックに載せて移動させるこ
ともできるようになっている．

■（2）SWLの適応・治療・内容

SWL装置による治療を受けられるかどうかは，結石の場所など，さまざ
まな要因によって決まる．結石が尿管の上部にある場合，外科医はこの治療
を好むであろう．一方，尿管の下部にある結石は尿管鏡検査で治療される可
能性が高い．

衝撃波治療の所要時間は1時間以内である．非侵襲的な治療ではある
が，治療中患者は鎮静剤を投与され，眠らされる．もし治療中に目が覚めて
いると，ボクサーのマイク・タイソンに60分で3000回パンチされたよう
に感じるだろう．

治療の手順を次に示す.

①腹部または腎臓のすぐ後ろに水で満たされた柔らかいクッションをおいて，手術台に横たわる．②そして，衝撃波が石を正確に捉えられるような位置に，あなたの体を合わせる．③医師はX線を使って結石を確認し，治療が成功したどうかを確認する（すなわち，石が粉々に砕けて体外に排石されたかどうか）.

ただ，初回の治療で結石が小さな破片にならないこともある．その際，まずはじめに最大2500回の衝撃波で結石をある程度破砕し，その後に別の手術で結石を除去することもある（人体は1回の施術で約3000回以上の衝撃波に耐えられない）.

■ (3) SWL後に起こりうること

（A）知っておくべきこと

SWLについて知っておくべきことと，治療後に起こりうることを示しておく.

・通常，術後1時間程度は病院に滞在してもらい，その後に帰宅を許可される.

・水分をたくさん摂取すること，検査用の結石を採取するためにフィルターを使って尿を濾すことを勧められる.

・抗菌薬と，痛みがあれば鎮痛薬を服用する必要があるかもしれない.

・完全に回復した場合，医師から特別な指示がない限り，通常の食事と活動を再開できるが，泌尿器科でフォローアップしてもらうことが重要である.

・術後数日間は尿に血液が混じることは通常のことである.

・衝撃波の影響で，背中や腹部に内出血ができる可能性がある.

次頁に示すような症状がある場合は，直ちに担当医に連絡するべきである.

JCOPY 498-22452

・発熱と悪寒の両方もしくはいずれか一方
・排尿時の灼熱感
・頻尿または尿意切迫感
・極端な腰痛

　手術中に尿管ステントを留置されていた場合，施術の数週間後の予約外来の際に，その時点でステントが抜去されるであろう．

（B）ステントのリスク

　症例によって，破砕した結石の破片や屑が通過しやすいように，膀胱から腎臓までステントと呼ばれるチューブを挿入することがある．また，ステントは，尿管閉塞や感染リスクがある場合に使用されるが，患者が痛みに耐えられなかったり腎機能低下があったりする場合にも使用される．ステントに関するリスクと合併症については，この章の「ステントに関する厳しい現実」に詳述しているので参照されたい．

（C）成功率

　SWL の成功率は，結石のサイズ，位置，使用される装置のタイプによって異なる．米国腎臓財団によると，SWL の良い適応と考えられる患者のうち 50-75％が，SWL 治療後 3 カ月以内に結石が消失する．成功率が最も高いのは，結石が小さい（1 cm 未満）患者である．

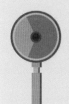

術後に要注意の症状

　次のいずれかが発生した場合は，すぐに担当医に相談すべきである．
・完全に排尿した後でも，強い尿意切迫感がある場合．
・鎮痛薬を使用しても耐えられないような痛みがある場合．

■(4) SWL の適応とは？

　すでに述べたように，SWL は膀胱への尿の流れを妨げないように，2cm 未満（理想的には 1 cm 未満）の結石を砕くために使用される．それでも，結石を完全に破壊するためには複数回の施術が必要となる場合がある．

　SWL に適しているかどうかを判断するには，他の多くの要因も関係しており，外科医は結石が尿路のどこにあるかを見極め，結石の大きさ・形状・成分も考慮した上で，目の前の患者が治療に適しているかどうか判断する．たとえば，シスチンや一部のカルシウム結石など，ある種の結石は非常に密度が高く，破砕が困難な場合がある．したがって，このような結石に対して SWL は通常推奨されない．尿酸結石の場合，単純 X 線では見えないため，外科医は別の治療を選択するか，SWL に特別な技術を併用することがある．

　SWL には X 線と音波が必要であるため，妊婦はこの手術を受けることはできない．また，肥満の人にも SWL は勧められない．なぜなら肥満の人は体組織が大きく，SWL の際に外科医が結石を正確に狙うことが難しくなるためである．

　以下に示す項目に該当する場合は SWL の適応にならないだろう．

- ・全身状態が悪い
- ・尿路感染症
- ・腎臓の閉塞
- ・出血傾向
- ・ある種の麻酔をかけることができない
- ・尿路の狭窄
- ・感染症
- ・重度の骨格異常
- ・心臓ペースメーカー

・特定の医学的状況

■ (5) SWL のリスク

　SWL のリスクと合併症は稀なので心配しなくてもいい．しかし，だからと言ってそれらについて説明しないのは，やはり不適切であろう．SWL のリスクの一つに尿路感染症があり，ほとんどは自宅での抗菌薬治療で治療されるが，ごく稀に入院が必要となる．SWL は，腎臓の近くの臓器である皮膚や筋肉，神経，組織の損傷を引き起こす．これは通常，自然治癒する程度の軽い損傷であり，それ以上の治療介入は必要がないことが多い．また，一部の患者では軽度の血尿が出たり，血腫と呼ばれる腎臓周囲の出血が生じたりする可能性もある．血腫は輸血を必要とする場合があるが，実際に輸血が必要となるのは1％未満である．滅多にないが，自然通過できない大量の結石が尿路に詰まることで，文字通り "ストーンストリート" と呼ばれるシュタインストラーゼ※2 の状態になることがあり，この場合は追加の治療が必要となる．他に報告されているリスクとして，SWL 後の糖尿病や高血圧症の発症がある．このことはまだ議論の余地はあるが，知っておく価値のある事実である．

　最後になるが，少ないながらも何度 SWL による治療を行っても結石が破砕できない患者もおり，このような患者には他の治療オプションが必要になる．

※2　ドイツ語で石の道の意．

D. 経皮的腎結石摘出術：低侵襲手術

■ (1) 経皮的腎結石摘出術とは

　結石の中にはサイズが大きすぎたり，尿管鏡で届かない位置にあったり，SWL で破砕できなかったりするものがある．このような結石に対しては，

経皮的腎結石摘出術または，経皮的腎結石破砕術と呼ばれる低侵襲手術が必要となるであろう．

　通常，これらの手術は 1-3 日間の短期入院を必要とし，手術時間は 1 〜 6 時間程度である．まず全身麻酔をかけ，わき腹を 1cm 程度切開する．次にネフロスコープと呼ばれる小型の光ファイバーカメラといくつかの小さな器具を切開部から挿入する．必要な場合は，高周波超音波を使用して結石を砕き，粉々になったら吸引器を使って取り除く．結石を破砕せずに除去した場合，この手術は「結石摘出術」と呼ばれるが，最初に結石を破砕してから除去した場合は「結石破砕術」と呼ばれる．

　手術が終了するとドレナージチューブ（腎瘻）が背中に入った状態となっているかもしれない．腎瘻は，腎臓から直接ドレナージバッグに尿を出すために使用される．ほとんどの場合，腎瘻は 24-48 時間で抜去されるが，医師が必要と判断した場合は 2 週間程度入れられたままのこともある．また，尿を腎臓から膀胱に排出するために尿管ステントを留置することもある．一部の患者はステントを留置したまま退院する．残念ながら，ステントは腎瘻よりも辛いと患者に言われることがある．この点については，前記 B (4) の「ステントに関する厳しい現実」を参照してほしい．経皮的腎結石摘出術後または経皮的腎結石破砕術後，元の状態へ回復するまでに 2-4 週間かかる．

■ (2) 経皮的腎結石摘出術後に起こりうること

　以下に治療後に起こりうることを示しておく．

　（A）入院中

・術後は回復室に入れられ，合併症の兆候がないか，バイタルサインが正常範囲であるかをモニターされる．

・麻酔の効果が切れるにつれて，眠気を感じるようになる．

・麻酔は吐き気を引き起こすことがあり，そのため薬で治療されることがあ

JCOPY 498-22452

る.

・完全に麻酔から覚めたら病室へと移動する.

・術後数日間は腎臓周囲に痛みを感じる事があるが，これは薬でコントロールできる.

・必要な水分と鎮痛薬を投与するために，数時間点滴をうけることがある.

・手術室で尿道カテーテルが留置され，退院前に抜去される.

・腎瘻と尿管ステントが留置されている患者は，1〜2週間程度でそれらが抜去される.

・退院前に歩行再開のためのサポートを受けるだろう.

　(B) 退院後

・歩く事で血栓形成を予防できるので，できる限り歩くことを勧める.

・疲労感が手術後1カ月程度続くこともある.

・鎮痛薬が処方されるが，その後，アセトアミノフェンに切り替えることを勧められるであろう（薬剤の種類は，3. 薬による痛みの緩和参照）.

・シャワーを浴びることはできるが，入浴することはできない.

・腎瘻挿入部の周囲を清潔に保つために，石鹸と水で洗い乾かさなければならない. そして，綺麗な包帯を貼る前に，過酸化水素水と綿棒で綺麗にする必要がある.

■ (3) 経皮的腎結石摘出術や経皮的腎結石破砕術のリスク

　これらの手術はどちらも，高い確率で結石を除去できるが，他の侵襲的手術や低侵襲手術と同様にリスクがある. リスクには，感染，出血，輸血があり，また動脈を損傷した場合には腎動脈の塞栓術が必要となり，その他にもいくつかの合併症がある. 腎臓を切開してもほとんどの場合自然に治癒するが，腎臓の切開をする際に，腸や尿管，肝臓，膀胱など，近くにある他の臓器を損傷するリスクがある.

　経皮的腎結石摘出術と経皮的腎結石破砕術は一般的な手術ではなく，すべ

ての泌尿器科医が安全に行うことができるわけではない．患者であるあなたの目標は，最小限の手術で治療を終えることなので，そのために担当医とよく相談して，最もふさわしい治療の選択肢を見つけるべきである．

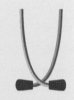

術後に要注意の症状

・鎮痛薬を使用した後でも痛みが増悪する場合．
・たくさんの凝血塊が尿にまじる場合．
・発熱と悪寒がある場合．
・嘔気と嘔吐がある場合．
・胸痛がある場合．
・呼吸困難がある場合．
・腎瘻挿入部周囲から膿が出る場合．
・カテーテルからの排液が止まり，周囲から漏れる場合．

E.　開腹手術

■（1）開腹手術とは

　開腹手術は尿路結石除去の治療で最も侵襲的な選択肢である．20年前は唯一の選択肢であったが，今では全尿路結石除去手術の1%未満と稀である．開腹手術は入院して行われる手術で，尿管と腎臓に到達できるようにするために，腹部または側腹部に大きな切開が必要となる．結石が除去されると，尿をドレナージするために腎臓周囲にカテーテルが一時的に留置される．回復には他の治療より長い時間が必要であり，日常生活に戻るまで4〜6週間程度入院が必要になる場合もある．

　開腹手術は一般的ではないが，他の治療で尿路結石が除去できない場合に行われる．また尿路系の異常のために膀胱，腎臓，尿管で尿の通過障害がある場合も選択肢となる．そして，感染症によってできた尿路結石がある場合にも選択肢となりうる．

JCOPY 498 - 22452

■(2) 開腹手術後に起こりうること

以下に治療後に起こりうることを示しておく.

（A）入院中

・術後は回復室に入れられ，合併症の兆候がないか，バイタルサインが正常範囲であるかをモニターされる.

・麻酔の効果が切れるにつれて，眠気を自覚するようになる.

・麻酔は吐き気を引き起こすことがあり，そのため薬で治療されることがある.

・完全に麻酔から覚めたら病室へと移動する.

・術後数日間は腎臓周囲に痛みを感じる事があるが，これは薬でコントロールできる.

・必要な水分と鎮痛剤を投与するために，数時間点滴をうけることがある.

・手術室で尿道カテーテルが留置され，退院前に抜去される.

・退院前に歩行再開のためのサポートを受ける.

（B）退院後

・歩く事で血栓形成が予防できるので，できる限り歩くことを勧める.

・疲労感が手術後1カ月程度続くこともある.

・鎮痛剤が処方されるが，その後，アセトアミノフェンに切り替えることを勧められる.

・退院時の指示に従って，入浴してもらう.

・フォローアップの外来に予定通り受診する必要がある.

■(3) 結石除去に対する開腹手術のリスク

開腹手術によるリスクは以下がある.

・高度の出血

・感染

・麻酔合併症

・手術部位のヘルニア発症リスクの増加

・除去すべき結石がある部位の腎臓の損傷

術後に要注意の症状

　開腹手術後に以下の症状がある場合はすぐに担当医に相談すべきである.

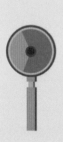

・増悪する突然の痛み

・発熱

・嘔気と嘔吐の両方もしくはいずれか

・めまい

・排尿時やドレナージチューブからの大量出血

・感染兆候の可能性がある創部周囲の腫脹や発赤

・胸痛

・呼吸困難

F.　結石の種類による治療法の違い

　結石の種類によって,どの治療法で除去しやすいかが異なる.例えば,シスチン結石は大抵の場合,尿管鏡検査で治療できる.しかし,尿管にある結石は腎臓にある場合と同様に粉々になりにくい.したがって,結石が尿管を閉塞している場合,最良な治療法は尿管鏡手術となる.一方,結石が尿管のより上部にある場合,完全に除去するために2つの手術を行う必要がある.腎臓内にある結石はSWL,尿管鏡手術,経皮的腎結石摘出術で治療できる.

　シュウ酸カルシウム一水和物結石もあまり破砕できないため,尿管鏡手術または経皮的腎結石摘出術が推奨される.

　純粋な尿酸結石は,尿pHを6.5以上にあげることができれば溶解する可能性が十分ある.

JCOPY 498-22452

　どのような種類の結石であっても，外科治療が必要かどうかは次に示すような要因で決まる．

> ・結石が大きすぎて通過しない．
> ・結石が大きくなり続けている．
> ・結石が尿の流れを妨げ，感染症や腎障害を引き起こしている．
> ・薬で疼痛コントロールできない．

　大抵の場合，結石の種類を知るためには，自然排石するか，これらの手術で除去された結石が，検査部に送られて分析されるのを待たなければならない．また，1度の手術で結石を除去できない可能性もあるため，一部の患者はSWLよりも尿管鏡手術を選ぶ傾向がある．自分の体への負担を最小限にしたいと考えている患者達は立派だと思う．繰り返しになるが，最終的な治療方法は，結石の大きさ，位置，成分，そして今後も痛みに耐えられるかどうかによって決められる．

3. 薬による痛みの緩和

　患者の多くが，結石の痛みを「出産よりも痛い」と表現することも伝えると，あなたは結石が通過する際の不快感を和らげる何かを求めるであろう．一部の患者は，尿管の緊張を緩和するために湯たんぽを使用するなどの非薬物的手法に依存しているが，一般に，尿路結石の痛みはかなりひどいため投薬が必要となる．アセトアミノフェンは痛みを和らげるのに適した鎮痛薬であり，通常1000mg以上で処方されるが，ケトロラク（NSAID）やアセトアミノフェンとオキシコドンの合剤など，より効果の高い鎮痛薬もある．

A. トラドール® (ケトロラク)

非ステロイド性抗炎症薬 (NSAID) であるケトロラクは，まず注射で投与され，その後錠剤へ変更される．またトラドール®[※3] は中等度または重度の疼痛を治療するために数日間使用される．トラドール® は，活動性の出血や最近の出血歴がある場合，頭部外傷，胃潰瘍，進行した腎臓病，出血または凝固異常，アスピリンまたは NSAID に対する重度のアレルギー反応の既往，手術予定，妊娠後期または授乳中には勧められない．その他，トラドール® は致死的な上・下部消化管出血を起こす可能性がある．

トラドール® を使用する前に，次のこれらの症状のいずれかがある場合は，医師に相談しなければばらない．

心疾患，高血圧，高コレステロール血症，糖尿病，心臓発作，脳卒中または脳塞栓，胃潰瘍や胃出血の既往，炎症性腸疾患（潰瘍性大腸炎，クローン病），肝疾患，腎臓病，気管支喘息，体液貯留．

また，妊娠中や授乳中の場合は，トラドール® を使用してはいけない．

[※3] 日本での発売なし．日本では NSAID としてはロキシプロフェン，ジクロフェナクなどを用いることが多い．

B. アセトアミノフェン / オキシコドン合剤

オキシコドンとアセトアミノフェンの合剤であるパーコセット® は，中等度から重度の疼痛に対する薬である．

パーコセット®[※4] の副作用には次頁のようなものがある．

[※4] 日本での発売なし．日本ではアセトアミノフェンと麻薬（オピオイド）鎮痛薬の合剤としてはトラムセット® 配合錠がある．

腹痛や胃痛，黒色便・タール便，寒気，黒い尿，めまい，熱，頭痛，瘙痒，明るい色の便，食思不振，嘔気，発疹，不快な口臭，異常な疲労または脱力，吐血，黄疸.

C. ジラウジット® （ヒドロモルフォン）

　ジラウジッド®※5 （ヒドロモルフォン）はオピオイド系鎮痛薬であり，中等度から重度の疼痛に使用される．ジラウジッド® は，ヒドロモルフォンや他の麻薬にアレルギー反応を起こした事がある場合は使用してはならない．また，重度の喘息や呼吸障害，胃や腸の閉塞，あるいは麻痺性イレウスと呼ばれる腸閉塞の場合も，使用すべきではない．その他，薬物相互作用の可能性があるため，14日以内にモノアミンオキシダーゼ（MAO）阻害薬を使用した場合は，ジラウジッド® の内服をしてはならない．

　次のいずれかに該当する場合は，ジラウジッド® を服用する前に医師に相談する必要がある.

あらゆる種類の呼吸障害や肺疾患，頭部外傷の既往，脳腫瘍，けいれん発作，薬物乱用・アルコール依存症・精神疾患の既往，排尿障害，肝疾患または腎臓病，亜硫酸アレルギー，アジソン病やその他の副腎疾患，胆囊・膵臓・甲状腺の問題.

※5　日本での商品名としては，ナルピラド®，ナルサス® などがある.

D. モルヒネ

　疼痛を治療するために，頻繁にオピオイド系鎮痛薬であるモルヒネが処方される．モルヒネは呼吸を遅くしたり停止させたりする可能性があるので，重度の喘息や呼吸障害，胃や腸の閉塞，麻痺性イレウスと呼ばれる腸閉塞がある場合はモルヒネを内服してはいけない．

　モルヒネが処方された場合，以下のようなことがあれば，すぐに医師に連絡する必要がある．

> 徐脈，ため息，弱いまたは浅い呼吸，胸痛，頻脈や動悸，極度の眠気，気絶しそうに感じた場合．一般的な副作用には，眠気，めまい，便秘，胃痛，嘔気，嘔吐，頭痛，疲労感，不安，軽度の瘙痒がある．

E. オキシブチニン

　鎮痛薬に加えて，膀胱と尿路の筋肉の攣縮を軽減するために，オキシブチニンを処方することがある．ただし，未治療かコントロール不良の閉塞隅角緑内障，消化管（胃または腸）の閉塞，排尿障害がある場合はオキシブチニンを使用するべきではない．

　以下のようなことがあればオキシブチニンを使用する前に医師に相談する必要がある．

> 緑内障，肝疾患や腎臓病，前立腺肥大症，重症筋無力症，潰瘍性大腸炎，胃や腸の閉塞，胃食道逆流症（GERD），消化が遅いなどがある場合．

　以下のような場合はこの薬の使用を中止すべきである．

JCOPY　498−22452

> 皮膚が熱く乾燥する場合，極度の口渇，激しい胃の痛みや便秘，排尿時
> の痛みや灼熱感，排尿できない場合.

オキシブチニンのアレルギー反応の兆候である，蕁麻疹，呼吸困難，顔，
唇，舌，喉の腫脹などが出現した場合は，救急医療を受けること.

F. ピリジウム®（フェナゾピリジン）

ピリジウム®※6 は，尿路の経口麻酔薬として作用する薬である. ピリジウ
ム® は麻薬ではなく，中毒性もないが，尿を明るいオレンジ色に変えるため，
あらかじめ説明されていない患者では驚くかもしれない.

※6　日本での発売はない.

・小 括

最後になるが，指示に従ってすべての鎮痛薬を服用することが重要であ
る. 薬について不安がある場合は，医師に相談するように.

8
Chapter

食事と結石

「あなたが食べたものがあなたをつくる」という古くからの表現をご存じだろうか？尿路結石について言えば，この表現はとても理にかなっている．

　食事は，尿路結石のリスクを下げるためにあなた自身で管理することのできる要素の一つである．

1. 結石予防と食事療法の考え方

A. 脂肪食を避ける

　まず，流行りのダイエットを避けることが食事療法におけるもっとも重要なアドバイスである．一つの食べ物だけを大量に食べる，もしくは他のものを完全に断つような食事療法は却下すべきであり，私はそのような食事療法を好まない．たとえば，これまでにも繰り返しも述べたが，Atkins Diet[※1]

はかなりのタンパク摂取を促す，流行りのダイエット法の一例に過ぎない．

　※1　低炭水化物ダイエットの一種．

B.　好物を外す無理はしない

　このような食事療法が原因となり尿酸結石を伴って来院する患者が増えつつある．好きな食べ物を禁止されるような食事療法には従うことができないだろう．もしチョコレートが大好きなのに2度と食べないように言われたら，その食事療法はうまくいかない確率は高いのではないだろうか？あるいは，「いつも食べなきゃいけないものは？」と言われたらどうですか？こういった言葉は現実的でない．やはりあなたの好きなものをあなた自身の生活習慣に取り入れることが必要である．糖尿病患者でも，砂糖を2度と摂ることができないと言われたら，苦しむであろう．糖尿病患者に対してチョコレートバー1本全部は良くないが，少量のHershey社のkissesチョコレートなら構わないと言う栄養専門家もいる．すべては適度なバランスをもって生活習慣に好きなものを取り入れることにかかっている．

体重と（おそらく）尿路結石のリスクを減らす

　研究者は，肥満が尿路結石リスクを高めると確信している．

　この関係性の理由として，体重が重い人ほどカルシウム結石のリスクファクターである尿酸やシュウ酸をより多く尿から排出していることがあげられる．さらには，肥満と2型糖尿病は，尿のpH低下と関連し，それゆえ尿酸結石リスクが高くなる．実際，尿酸結石が2型糖尿病の患者でより多いという研究結果が示されている．もう一つの理由としては，肥満の人はより多くの動物性タンパクや塩分を摂取しがちであるため，尿路結石を形成しやすくなるためである．

JCOPY 498-22452

何をすればよいか？

　最も良い方法は，昔ながらの減量法（低脂肪，摂取制限，運動）を行うことである．そしてその計画を厳守することである．あなたが生涯ずっと遵守できないような変化は避けた方がよいであろう．少量の方を選んだり，動物性タンパクや塩分の摂取量を少なくしたり，水分を多く摂ったり，毎日の散歩を楽しんだりといった単純なことこそ，長続きする．しかし，一時的な流行りのダイエットは避けてほしい．そういうダイエットは大抵，ほとんどの人は減った元の体重にリバウンドして，逆効果であることが証明されている．

C. シュウ酸に気をつける

　結石発作の再発リスクを減らすため，健康増進に向け，行うべきいくつかの変化がある．もしあなたが肉やじゃがいもを好きであれば，さらにもう一枚ステーキ肉をバーベキューグリルに乗せることを考え直すべきか，に関してはお話しした通りである．高タンパク食は尿路結石の形成リスクを上昇させうる．タンパクは牛肉，豚肉，鶏肉，魚，卵に含まれているので，もし朝食に大きなオムレツ，昼食に1〜2杯のプロテインシェイク，夕飯に大きなケール[※2]とほうれん草のサラダがついたステーキ（結局のところ，食事には野菜も欲しくなるものだ）を含んでいたら，あなたは体に健康よりもむしろ害をおよぼすであろう．濃い緑の葉ものはシュウ酸を多く含んでおり，ご存知の通り，シュウ酸の過剰摂取はシュウ酸カルシウム結石形成をもたらしうる．シュウ酸を多く含む他の食品リストについては，高シュウ酸食品の一覧を参照されたい．

　※2　アブラナ科の野菜で，栄養価が高く青汁に用いられる．

高シュウ酸食品

尿路結石のリスクとなる高シュウ酸食品の他の例をここに示す.

果物	ブラックベリー，ブルーベリー，ラズベリー，イチゴ，干しブドウ，キウイフルーツ，コンコードグレープ[*3]，イチジク，タンジェリン[*4]，プラム
野菜	ほうれん草，スイスチャード[*5]，ビーツ[*6]（根の部分），ビートグリーン（ビーツの葉の部分），コラード[*7]，オクラ，パセリ，ニラネギ，キヌア[*8]（シュウ酸が最も高い濃度で含まれる）．セロリ，サヤインゲン，ルタバガ，ペポ南瓜にはシュウ酸が中等度の濃度で含まれる.
ナッツ・種子類	アーモンド，カシューナッツ，ピーナッツ
豆類	大豆，豆腐，その他の大豆食品
穀物	ふすま，胚芽
その他	ココア，チョコレート，紅茶

※3　米国原産のブドウの品種で香りが強い. 生食に加えて，飲料用にも用いられる.
※4　マンダリンオレンジの一種，柑橘類. 酸味が弱く，糖度が高いため，生食される.
※5　季節に影響されずに栽培収穫できる葉菜. サラダなどに用いられる.
※6　テーブルビート. カブに似た赤い根菜をつける野菜. 根菜，葉部ともに栄養価が高く，健康食とされている.
※7　アブラナ科の葉菜で，ケール同様，栄養価が高いことで知られる.
※8　南米原産の雑穀. 栄養価が高いことで知られる.
● 高濃度・中濃度・低濃度のシュウ酸含有食品のリストは Chapter 9 参照のこと.

JCOPY 498-22452

D. プリン体に気をつける

アンチョビ，レバー，サーディンといった食品もまた，リスクとなる．それらの食品はプリン体が多く含まれ，尿酸に分解される．体内で尿酸が過剰となると尿酸結石のリスクが上昇する．ここに挙げたような高プリン体食品は高タンパク食品でもあるので，ダブルパンチのリスクとなる．

E. カルシウムの落とし穴

胸焼けを取り除くために，もしくは単に医者に言われて体内のカルシウムを増やすために，もし大量の制酸薬を服用していることがあれば注意が必要である．過剰投与は結石が生じる確率を少し上昇させ，それは用量依存性にリスクが上昇する．尿中で検出されるカルシウムの大半が食事からではなく，骨から溶出したものである．制酸薬に頼らずとも体内カルシウム値を上昇させるものもある（Chapter 9参照）．一方，クエン酸を体内に摂取すればするほど，結石を作りにくくなる．それはクエン酸が，尿 pH を上昇させる塩であるクエン酸塩を含んでいるためである．クエン酸は，レモン，オレンジなどの多くの果物やジュースに通常含まれており，出来かけの小さな結石を溶解するのに役立つ．クエン酸と，ビタミンCとして知られているアスコルビン酸とを混同しないよう注意が必要である．

F. 塩と結石

映画を見るときに大きな容器いっぱいの塩バターポップコーンを楽しまない人はいないでしょう．でも尿路結石患者は手を上げないで！

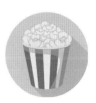

塩分過剰摂取は尿路結石の形成に一役買う．缶詰の野菜，加工肉，調味料，冷凍食品，野菜ジュース，その他の

ビタミンＣ

　多くの人が風邪のひきはじめと感じた時，治そうと思って2〜3倍の量の
ビタミンＣを摂取し始める．残念なことに，これは風邪を治す手助けにはな
るかもしれないが，結石をもたらしてしまうかもしれない．

　JAMA Internal Medicine 誌に発表された論文で，スウェーデンの研究者が
尿路結石の形成とビタミンＣサプリメントの使用の関係性を発見した．

　11年間に，2万3000人以上のスウェーデン人男性を対象とした研究で，約
2％に尿路結石が発生した．その研究によると，ビタ
ミンＣのサプリメントを摂取した人は2倍も尿路結
石を形成しやすかったとのことである．ビタミンＣ
は代謝されてシュウ酸になる酸であり，それが尿路
結石の形成につながりうる．

　加工食品には大量の塩分が含まれている．塩分は腎臓から尿へのカルシウム
排泄増加をもたらす．

　もう一度言う！

　「大量の尿中カルシウムはシュウ酸やリンと結合して結石を形成する」．

2. 脱水と結石

A. 一杯のコーヒーと結石

　朝の一杯のコーヒーは大したことがないように思えるが，日中を乗り切る
ためにコーヒーに依存し，夕食でアイスティー，夜を乗り切るためにエナ
ジードリンクも追加して，友人と飲みに出かけた場合には，あなたは私もし

くは他の泌尿器科医のところへ足を踏み入れることになるかもしれない．それらの飲み物は天然の利尿薬として知られており，尿量を増やし脱水を引き起こす．私個人の経験からもわかる通り，脱水は結石形成につながる．

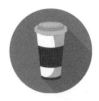

B. 脱水のサイン

　本当に脱水状態になって，喉が渇いたと思うまで待ってはならない．喉の渇きは脱水の正確な指標ではない．むしろ，尿の色の方が脱水の指標としてはまだ正確である．透明もしくは明るい色の尿は水分が十分に足りていることを示し，一方で濃い黄色や褐色は通常脱水のサインである．

■（1）軽症〜中等症の脱水症のサイン

　メイヨークリニックによると，軽症〜中等症の脱水症では以下が出現しやすい．

・乾燥し，ねばねばした口腔内
・眠気，倦怠感－小児は活動性が普段より低下する
・口渇
・尿量減少
・幼児で 3 時間以上オムツが湿らない
・泣いたときに涙が少ない，または出ない
・皮膚乾燥
・頭痛
・便秘
・めまい，意識朦朧

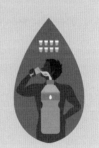

■（2）重症の脱水，緊急時のサイン

　重症の脱水症，医学的緊急事態では以下が起こる．

・極度の口渇
・幼児や子供では極度の混乱，眠気，成人では易刺激性，混乱
・口腔内，皮膚，粘膜の高度の乾燥
・乏尿もしくは無尿 ― 普段より尿の色が濃い
・窪んだ眼
・弾力を失い，つまんだ後に戻らない，皺の寄った乾燥した皮膚
・幼児において，泉門（乳幼児の頭頂部の柔らかい部位）が窪んでいる
・低血圧
・頻脈
・頻呼吸
・泣いたときに涙が出ない
・発熱
・最も重症な場合，せん妄または意識消失

3. 小括

　この段階において，食べたものは何でも尿路結石のリスクを上げるように
みえるが，実際はそうではない．食事療法について後の章でより詳しく述べ
るが，尿路結石形成のリスクを上げない食物もある．覚えておくべき最も大
切なことは，すべて節度をもって食べるべきであるということである．水や
野菜，サラダであっても，何でも摂りすぎは問題になりうる．尿路結石のリ
スク低下に関して，食事療法は自分自身でコントロールできる要素の一つだ
ということを銘記されたい．

　尿路結石予防のための適切な食事方法を学べば，食事に関して物足りなく
は感じないであろうから心配することはない．友達と出かけて何杯か飲んで

ビール・ポン※9 をしてもよいが，脱水にはならないように気をつけるように私も患者に伝えている．

　秘訣は，ワインやビール一杯につき水も一杯を飲むことである．トイレに行って，尿の色が濃い黄色になり始めていたら，それはもっと水を飲む必要があるというサインだ．すべては何をどう選ぶかである．もしあなたが自分自身の行動をチェックしていれば，新たな結石を作らなくて済むようにできるであろう．

※9　ビールの入ったコップにピンポン玉を投げ入れて競う遊び．負けた方がコップのビールを一気飲みしなければならないルールもある．

4. 選ぶのはあなた

A. 適切なステップを踏んだ人の経過

　結石を発症するかに関しては単に運によるかもしれないが，うまく管理することで避けることができる患者もいる．例えば，46歳のジョンは父も祖父も尿路結石に複数回かかっており，ご存知の通り，遺伝的要素もリスクを上昇させるため，ハイリスクのカテゴリーとされている．さらに悪いことに，ジョンは炎症性腸疾患であるクローン病の診断もされていた．

　しかし幸い，ジョンは彼の生活習慣と食事の選択が，どんなことをしてでも避けたい結石発作に関係することを知っていた．彼は，賢明に食べ物を選び，水分（特に水で）を十分に摂り，ストレスの程度をチェックし，健康によく気を遣った．このようにして彼は新たな結石発作を起こすリスクを劇的に下げたのである．

良い変化の作り方

　私たちはみな，変わることは大変なことだと知っている．私たちの多くにとって，身にしみた習慣を即座に断ち切ることはとりわけ難しい．最適な方法は，どのように変わるかについて，あなた自身で合理的かつ現実的で明確な計画を立てることだ．有用と思ういくつかの秘訣を紹介する．

目標のリストを作る

　ただ口で言うだけではなく，書き出す．すべての目標を定義して，重要な順に並べ，洗面所の鏡，冷蔵庫，あるいは目標を貼るボードを作り寝室のドアに飾るなど，目立つところに掲示しておく．

モチベーションをリストにする

　全体的な目的は何か．おそらく痛みや，もしかすると手術を避けることだろう．また，目標を達成したら何を自分のごほうびにするかについてもリストにしておく．

一度に一つの目標を決める

　多すぎる変化にあなた自身が圧倒されないように．習慣となるまでは，一度に一つの目標のみに注力する．そして，次のゴールに進む．

仲間の協力を得る

　一緒にあなたの目標を達成するために友人や家族に協力をお願いする．恐らくあなたの仲間はタバコをやめたい状況であり，また，あなた自身は，低シュウ酸食を取り入れたい状況である．二人の目標は異なるものであるかもしれないが，それでも日々電話やテキストメッセージやメールのいずれかを用いて，経験しうる成功と課題を互いにチェックし合うことができる．失敗を乗り越えて，節目を祝い，互いに励ます．

ネガティブな発言をしない

　「これは大変すぎではないか？」や「これをどうやれというんだ？」などと独り言を言ってはいないだろうか？やめなさい．こういった思考は計画を脱線させてしまう．ネガティブな考えが浮かぶごとに，「私はできる」や「私は結石のない人生を生きるのにふさわしい」などのようなポジティブなものに置き換えてみる．

JCOPY 498-22452

支援を求める

　家族や友人に，あなたがどんな目標を立てているかを伝え，支援してくれるようお願いしてみよう．彼らは，水はいつも飲める状態にし，尿路結石を予防するために適切な食事を食べられるようにしてくれる．食料品や食事のリストを作り，家事をしてくれる人にわかりやすくしておく．

自分を褒める

　何か変化を達成できたら，自分を褒めよう．映画に行ったり，野球に行ったり，新しい自転車を買ったりしてもいい．

十分な睡眠をとる

　私たちは疲れている時，正しい行動ではなく簡単な行動を選びがちである．自らの選択についてきちんと考え，そして賢明な選択をするために必要なさらなる努力ができるよう，しっかりと休息をとるように．

専門家の手助け

　もしあなたが本当に困った時，心理士との数回の面接が役にたつかもしれない．心理士は，あなたの目標達成を妨げるトリガーや感情的な問題を正確に捉え，軌道修正する手助けをしてくれるだろう．管理栄養士もまた，減量が難しいと感じているときに手助けをしてくれるだろう．

小　括

　一番大切なことは，計画通りにいかないことがあっても自分を卑下しないことである．誰でも時には失敗をする．しかし自分を許すことができれば，また元に戻って，前進し，成功することができる．

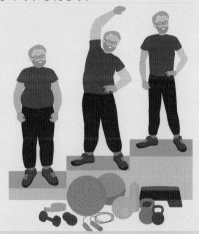

「この世界に対してあなたが持つ正味の価値は，だいたいにおいて，良い習慣から悪い習慣を差し引いて残ったものによって決定される」Benjamin Franklin

B. 適切なステップを踏まない人の末路

　一方，家族歴があるため自分自身にも結石のリスクがあることを知っていながら，結石発作を防ぐために必要なステップを踏まない患者たちもいる．

　ここで，すでに尿路結石の恐ろしい経験をして私のもとへ受診したことのある患者たちについて述べる．結石発作後の最初の 2 ～ 3 カ月は，結石予防の指導を驚くほど遵守して生活する．そして，何かが起こる．すなわち最初の結石発作から時間が経つにつれ，少し道を踏み外すことが多くなる．たとえば，飲むべき量の水を飲まなかったり，間違った食べ物を食べたりするようになる．先ほども述べたように，50％の患者がこういった理由で，3 年以内に新たな結石で私のもとを再受診するが，彼らは結石がどんなに痛く，ひどく苦しいものかを忘れ始めているのだ．生活を大幅に変えることは難しいことはわかっている．それはダイエットのようなもので，悪い習慣を変えるのは難しく，最終的にはリバウンドしてしまうのである．

　ある一人の若い男性患者の悲劇がある．彼はシスチン尿症という遺伝性疾患で，ある種のアミノ酸を適切に処理できない．彼は食事療法をきちんと守れないことを自覚しており，常時誤った選択をするため，私の子供の大学の学費を貯めることに貢献してくれている（悪い意味で）．つまりどういうことかというと，彼は過去数年間で 20 回かそれ以上の回数の手術をしているのである．彼の結石は尿管に落ち続けているし，しょっちゅう救急外来にくるはめになる．この状況では，麻薬投与に関して，注意しなければならない．モルヒネを疼痛緩和目的で数日間使用することは世間では認められているが，もしあなたがこの患者のように毎月結石ができる生活を 5 年も続けていた場合を想像してほしい．依存症やすべての合併症について注意して検討しなければならない．

　結局この患者は障害者となった．なぜなら彼はどの食事療法も遵守せず，

JCOPY 498−22452

体重を増やし，糖尿病になったからである．彼は 6 ～ 8 週間ごとに尿路結石を摘出する手術を受けた．食事療法，薬剤服用，水分補給を遵守するどころか，彼は「私は自分の人生を生きているんだ．食事も変えない，脱水予防のために水をたっぷり飲んだりはしない」というのには私は非常に驚かされた．残念ながら，5 年のうちに彼の腎機能は低下した．彼は当時 30 代，その時点では透析は必要としていなかった．しかし 50 代，60 代になった時には，彼は透析を受けていると私は保証できる．

C. 尿路結石のリスクは当初低くても，上がりうる

　尿路結石のリスクが限りなく低くとも，泌尿器科受診がほぼ必ず必要となるような無責任な選択をすることにより，結石を回避するチャンスを完全に逸してしまった患者についても聞いたことがある．たとえば，高校生のレスラーが，彼の階級の体重条件を満たすために，体重測定前に下剤で体重を落とすこともあるかもしれない．下剤は，医学的理由があって時々内服するのは良いが，乱用は高度脱水に陥らせ尿路結石発症の最有力候補となる．

　尿路結石リスクは低いが，トレーニング中に十分な水分を取らないことでその運命を受け入れる決心をした男性患者をもう一人知っている．彼は健康オタクですでに尿路感染症になりやすくなっており，濃い緑の葉野菜やサラダを大量に食べていた．想定の範囲内かもしれないが，健康に気を遣い，病気にならないようにはしているが，十分な水分を取らないことと，尿路感染症があることで，リスクが跳ね上がり，結局は尿路結石治療を受けなくてはならなくなった．

　誰も痛みをうけたくないと経験から知っているのに，どうして結石を作るリスクがある状況に身を置くのであろうか？冠動脈 5 枝バイパス術後にリカバリールームでタバコを吸っていいか尋ねてきたという患者を担当したという循環器医と話をしたことがある！

　より賢明なライフスタイルを選択するだけで，痛みや問題を避けることができる．尿路結石を形成する明らかな遺伝的素因が存在する一方，自分でコントロールできる要素もある．それはあなたの体であり，あなたがそれをどのように扱うかで最終的にあなたに起こることが正に決まるのである．

【海外セレブの結石事件簿】

　尿路結石トリビア：俳優のウィリアム・シャトナー（スタートレックのキャプテン カークとしてよく知られている）は，初めての尿路結石発作に見舞われたとき，ボストン・リーガル（というテレビドラマ）のセットで仕事していた．彼は痛みと名声を十分に利用し，彼の結石をオークションに出し7万5000ドルで売った．シャトナーはその収益を住宅供給の慈善活動のため寄付した．

JCOPY 498-22452

カルシウム結石の予防

理想的には8オンス（約240mL）のグラス8杯分（約2L）の水を摂取すべきである．これは8×8ルールと呼ばれ，覚えやすい．目標は，1日2Lの尿量を確保することである．

あなたがこれまでに，尿路結石による症状でかかりつけ医または救急室を受診し，一連の検査の後，自然排石したか，結石除去のための治療を受けたことがあるとする．もちろん同じ思いを二度と経験したくないだろう！しかし，すでに結石が一つ存在していたという事は，今後もう一つ（もう一つどころかさらに多くの）結石ができるリスクが極めて高いということである．では，再発を防ぐにはどうすれば良いだろうか？

1. 採石・検査——結石の種類を知るために

まず，自身の結石の種類を知る必要がある．そのためには結石を捕まえて検査しなければならない．結石の種類により再発予防策が異なるため，この情報が重要になる．医師はレントゲンを撮り，画像でどのように見えるかに

よって結石の種類を推測することはできる．しかし，自然排石された結石，または治療で除去された結石を検査室で調べるまでは最終診断を下すことはできないのである．

A. 結石分析

　自然排石した場合，排石された石を採取し，病院に持参してほしい．そうすれば石の分析が可能である．石を採取するためには，排尿のたびに採尿をしなければならない．採尿後，尿をこして，結石や結晶が残っていないかを確認する．尿路結石専用のフィルターが数ドルで販売されているが[※1]，尿を一度瓶に採り，非常に目の細かいざるやコーヒーフィルターでこすことで自作の尿路結石フィルターを作ることもできる．もちろん，採尿や尿のろ過など誰もやりたくない事ではあるが，結石の種類を知ることは患者毎の尿路結石予防策を講じるためには不可欠である．

※1　米国ではネットショップなどで「Kidney Stone collector」等の名称で小型の茶こし様の器具が販売されているが，日本では一般的ではない．目の細かい茶こしを代用することが多い．

B. 検査

　結石の種類が判明すれば，さらに詳しく患者の体内の状態を知るため追加の検査が行われる．筆者が担当医なら，まず，48時間蓄尿により正確な尿pHとその他必要な項目の値を調べる．この時，患者は食生活に気を遣う必要はない．むしろ，担当医は患者が普段どのような生活を送り，48時間で本当はどのようなものを食べたり飲んだりしているか知りたいのである．もしこの48時間で，担当医に良く見せようと食事に気を遣い，塩や砂糖をひかえ，水を大量に摂取すれば，尿検査や生化学検査の結果は正常値で返ってくるだろう．しかし，この結果が得られても，患者に得になることは一つもない．本来の結果とは解離しているからだ．普段の食生活に戻れば，また結石

が再発し，担当医のクリニックか救急部（ER）を受診することになるだろう．要するに，この検査は，ズルをしない方がためになる検査である．

■（1）包括的代謝パネル（CMP）

採血も行い，尿酸値や包括的代謝パネル（CMP）を検査する．CMPとはいくつかの検査項目で構成され，体内の生化学バランスと代謝に関する情報を知ることができる．CMPテストの詳細についてはChapter 3を参照のこと．

■（2）副甲状腺ホルモン

結石分析の結果，カルシウム結石の診断となった場合，担当医は副甲状腺ホルモン（PTH）の検査も行うだろう．副甲状腺は，頚部の甲状腺に隣接する4つの小さな腺で，体内のカルシウム濃度を調節している．副甲状腺

【海外セレブの結石事件簿】

　実際，尿路結石による苦しみは笑い事ではない．というのは，何人もの女性患者が，結石の痛みとお産は同じくらい痛かったと言うからだ．しかし，どうやら，この痛みについては，テレビでも面白いエピソードとして取り上げられているようだ．人気シリーズドラマ「フレンズ」のあるエピソードで，ジョーイ・トリビアーニ（"How You Doin"が口癖の彼である）は双子を出産しようとしている親友のフィービーのお見舞いに来ていた．ジョーイはフィービーの陣痛に共感しすぎて，自分も身をよじるような痛みを感じ始めたが，後でその痛みの正体は尿路結石によるものと判明する．そのエピソードでは，最後にジョーイは自然排石し，医師が彼に瓶に入れた石を渡し，家に持ち帰らせる．石を渡されるなんて冗談に聞こえるかもしれないが，実はこれは良いアイデアである．「フレンズ」のこのエピソードが現実世界で起こったなら，医師はさらなる評価のためにその石を泌尿器科医に持って行くように指示するだろう．そして，石を受け取った泌尿器科医は，結石分析を行うだろう．そうすれば数日のうちにジョーイは自分の石がどの種類か（つまり，ストルバイト結石，カルシウム結石，尿酸結石のいずれか）を知ることができるのだ．

ホルモンが過剰に産生される病態が副甲状腺機能亢進症であり，この場合，尿中に過剰なカルシウムが排泄され，カルシウム結石のリスクを高める．

　副甲状腺機能亢進症の頻度は高くないが，尿路結石が多数ある患者で副甲状腺ホルモン値を確認すると，副甲状腺腫瘍のため基準値を超えていることがある．副甲状腺腫瘍の多くは良性であるが，残念なことに尿路結石の原因となってしまう．

■（3）尿酸

　さらに，尿酸値も検査する．特に，痛風の既往がある患者では，病態がどの程度コントロールされているか知るために有用である．血清尿酸値が非常に高ければ，アロプリノール（尿酸降下薬）の投与量を増やす必要がある．

2.　カルシウム結石とわかったら

A.　食事

　牛乳を飲みすぎたりアイスクリームを食べすぎたりしてもカルシウム結石の原因にはならないが，他の食べ物や飲み物が原因でカルシウム結石ができることがある．

　たとえば，アイスティーを飲みすぎると体内のシュウ酸値が高くなるリスクがある．紅茶はシュウ酸を多く含み，100mL あたり 50-100mg のシュウ酸を含んでいる．もしあなたが暖かい州に住んでいるなら，紅茶に含まれるシュウ酸に特に注意する必要がある．米国南部の気温が高い地域は「尿路結石多発地帯」と言われ，住民は汗をたくさんかき水分を失う．その結果，脱水や尿路結石のリスクが高くなる．そこで，のどの渇きを癒すために彼らは何を飲むだろう？その通り．米国南部名物の sweet tea[※2] である．この紅

茶は甘くて，多く飲むとリフレッシュできるかもしれないが，シュウ酸を多く含むため，カルシウムと結合し，石の原因となってしまうのだ．

　2015 年の The New England Journal of Medicine 誌で，アーカンソー州リトルロックの内科医がある患者の報告をしている．患者は 56 歳で，脱力，倦怠感，体の痛みで救急室を受診し，血清クレアチニンの上昇を伴っていた．尿検査を行ったところ，多量のシュウ酸カルシウム結晶が含まれていた．医師が患者に食生活や飲水習慣について問うと，なんと毎日 8oz（約 240mL）のグラスで 16 杯（約 3.8L）ものアイスティーを飲んでいると白状したのだ！毎日の食事に 16 杯のアイスティーを入れると，1 日のシュウ酸消費量は 1,500mg より多くなる．これは米国人の平均摂取量の 3 〜 10 倍に相当する．（知っての通り，温かい紅茶でもシュウ酸値が高くなるが，ほとんどの人は温かい紅茶は少量しか飲まないため，アイスティーに比べ尿路結石は起こりづらい）．

　アイスティーの摂取量に気をつけることも重要だが，カルシウム結石の再発を予防するために他にも変更すべき食習慣がある．

※2　砂糖が多く入ったアイスティー．

B. ソーダをやめる

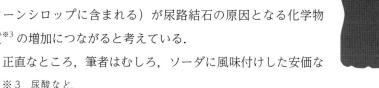

　2013 年の研究で，甘いソーダ 1 日 1 本の摂取で尿路結石の発生を実に 23％増加させることがわかった．研究者達は甘い飲料水に含まれるフルクトース（テーブルシュガーや高果糖コーンシロップに含まれる）が尿路結石の原因となる化学物質[※3]の増加につながると考えている．

　正直なところ，筆者はむしろ，ソーダに風味付けした安価な

※3　尿酸など．

コピー商品やレッドブル®のようなエナジードリンクの影響の方を懸念している.

C. 飲水量を増やす

　結石予防のために絶対にするべきことは,甘い飲み物を絶ち,たっぷり水を飲むように心がける事である.水は,石の原因となる毒素を洗い流してくれる.ただし,もしあなたが水道水の味が嫌いで,ペットボトルの水も気に入らない場合は,水を風味付ける方法がいくつかある.今では色々なフレーバーの水が購入できるし,自分で果物を絞って風味をつけることもできる.また,たっぷり水を入れたグラスに,砂糖を含まないレモンジュースを小さじ 1 杯加えるなどしてもよい.またはウォーターエンハンサー(水に味を付けるためのフレーバー液)で,水を美味 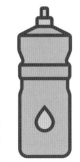 しくすることもできる.いずれにせよ,色々な方法を試してみて,毎日の目標飲水量を到達できるようにしてほしい.

　理想的には 8 oz(約 240mL)のグラス 8 杯分(約 2L)の水を摂取すべきである.これは 8×8 ルールと呼ばれ,覚えやすい.目標は,1 日 2L の尿量を確保することである.

　多くの患者は水をたくさん飲むことの重要性を理解しているが,残念ながら,生活に支障をきたすことがある.たとえば,筆者の患者で,尿路結石の発生が 2 回あるスクールバスの運転手がいる.彼女は午前 6 時に仕事を始め,その後 2 時間運転しなければならない.途中で生徒たちをほったらかしてトイレに行くことはできない.また,別の患者はマイクロチップを製造する仕事で,ボディースーツを着用し,滅菌浄化工程を経なければいけない.しかも,1 日に 15 分間しか休憩がとれない.筆者が彼らにどのくらい水を摂取できているか尋ねると,飲んでいないと答える.飲まないというよ

りは飲めないのである.

　ゴルファーも同じような状況にある. 一般的にゴルフの試合は4時間程度かかるが, 結石は90分もあれば形成される. 普通の人は華氏80-90度（摂氏26-32度）の天候で十分な水分補給をせずに9ホールをプレーすることはできないが, それがゴルファーの仕事である. 彼らはコース中に尿意を感じてしまわないよう, 少量しか水を飲みたがらない. たしかに, 男性であれば木の陰に隠れてうまく用を足す事ができるが, 女性ではそうはいかない. 結局, 脱水状態に陥ってしまう.

　前述したように, 尿路結石の結晶化が始まるのに90分しかかからない. 幸いにも, これらの小さな結晶はほとんど自然排石される. しかし, バスドライバーやマイクロチップ製造業, ゴルファーなどは職業柄, 水を飲めないので分が悪い. また, 男性は加齢に伴い, 前立腺も大きくなるためさらにトイレに行く回数が増えてしまう.

D. 塩をひかえる

　ほとんどの米国人は, 加工食品, 缶詰食品, ファーストフードにより塩分を過剰に摂取しているため, 一般的な米国の食事で塩分を減らすことは難しいだろう. 2015年に米国疾病対策予防センター（CDC）が発表した2013年の研究では, 2年間（2011年から2013年）の米国成人の1日あたりの平均ナトリウム摂取量は3592mgであり, これは米国厚生省（HHS）により設定された目標である2300mgを大きく上回っていた. 健康的な食生活を送るには1日あたりのナトリウム摂取量は1500-2000mgまでとされている. この研究では, 26州, ワシントンDC, プエルトリコを含む18万人の米国成人が調査対象となった. そして, この結果はCDCが毎週報告しているMMWR（米国各地でどの疾病がどの程度発生しているかといった内容を迅速に報告する）に掲載された.

　塩分摂取量を減らす事は不可能ではない．役立つヒントをいくつか紹介する．

■ (1) 少なくする

　好きな食べ物を購入する際には，塩分含有量が少ないものを選んでほしい．ラベルも確認し，実際にどのくらいナトリウムが含まれているか確認してほしい．米国の規定では「塩分控えめ—reduced in salt」と表記されている食品には元の食品や他社の製品などと比較して少なくとも 25％は塩分が少なく，「減塩—light in sodium, lightly salted」と表記されている場合，少なくとも 50％は塩分が少なくなければならない．「超減塩—low in sodium」と表記している場合，1 食あたりのナトリウム量は（天然，添加を合わせて）140mg[※4]以下でなければならない．最後に，「無塩—unsalted, no salt added」と表記されている食品は，必ずしも塩分含有量がゼロであるわけではない．これは，製品の加工中に塩を添加していないことを意味する．

■ (2)「一食分」のナトリウム量に注意する

　たとえば，あなたの好きなチキンヌードルの缶のラベルに 1 食あたり 500mg[※4]超のナトリウム含有と書かれてあり，缶には 2 食分入っているとする．もしあなたが 1 回の食事で 1 缶すべて（つまり 2 食分）を食べるとすると，1,000mg[※4]のナトリウムを摂取することになる．このように，その日に食べる他の食事のナトリウム含有量を足して計算していくと，1 日の総ナトリウム摂取量があっという間に増えていくことがわかるだろう．

■ (3) 代用する

　塩分を減らさないといけないからといって，風味をあきらめる必要はない．自宅で食事を作る際に，これまで使ってきた塩の代わりに減塩・無塩の

※4　ナトリウム 1 g は食塩で 2.54g に相当する．

ハーブや調味料を使用してみてほしい．好みの味に出会えるはずだ．

■（4）ソースは必要な分だけつけよ

塩分を減らすためには，外食する時に恥ずかしがっていてはいけない．お店の人に頼み，グレービー※5 やソースなど塩辛い調味料は食べ物に直接かけず脇に添え，必要に応じて使用する．それに，肉や魚に塩を加えないように頼むことも検討したい．

■（5）塩分を含む飲み物

知らなかったかもしれないが，実は，野菜ジュースやエナジードリンク，ココアパウダーで作ったホットココアなどの飲み物にも塩が含まれている．

※5　肉汁に塩・こしょう・小麦粉などを加えて作るソース．グレイビーソース．

E. カルシウムの摂取量を見直す

前述したが，重要なことなのでもう一度述べる．食事で摂取するカルシウム量と尿路結石の形成にはほとんど関係がない．むしろ，日々の食事でカルシウムの推奨摂取量を目標に，より多くのカルシウムを摂取すべきである．実は，**カルシウムの摂取を制限すると，結石形成のリスクが高くなってしまう**．その上，カルシウムの制限により骨粗鬆症（骨の病気で，骨の破壊が進んだり，骨の形成が少なくなったりすることで起こる）にもなりやすくなる．

したがって，年齢に応じた1日のカルシウム推奨摂取量（mg）を確実に摂取するよう心がけてほしい．内訳は次頁※6 の通りである．

	4-8 歳：	1000mg（男子：600 ~ 650mg，　女子：550 ~ 750mg）
	9-13 歳：	1300mg（男子：650 ~ 1000mg，女子：750 ~ 800mg）
	14-18 歳：	1300mg（男子：800 ~ 1000mg，女子：650 ~ 800mg）
	19-50 歳：	1000mg（男子：650 ~ 800mg，　女子：650mg）
	51-70 歳　男性：	1000mg（男子：700mg）
	51-70 歳　女性：	1000mg（女子：650mg）
	70 歳以上：	1200mg（男子：700mg，女子：650mg）
	14-18 歳　妊婦・授乳中：	1300mg（記載なし）
	19-50 歳　妊婦・授乳中：	1000mg（記載なし）

※ 6　数値は米国の基準．日本人の場合はカッコ内の数値を参照（厚生労働省「日本人の食事摂取基準（2015 年版）」を参考に作成）

表1　カルシウムが豊富な食品

コラードグリーン※7
ブロッコリーレイブ※8
ブロッコリー（生，加熱）
ケール（冷凍）
枝豆（ゆで）
チンゲンサイ（加熱，ゆで）
干しイチジク
オレンジ
イワシ（骨付き缶詰）
サーモン（骨付き缶詰）
エビ（缶詰）
牛乳（無脂肪乳，低脂肪乳，全乳）
カルシウム強化アーモンドミルク，ライスミルク，豆乳
2%牛乳を含むプリン，チョコレート
リコッタチーズ（無脂肪乳使用）
プレーンヨーグルト（低脂肪）
フルーツ入りヨーグルト（低脂肪）
ギリシャヨーグルト
モッツァレラチーズ（無脂肪乳使用）

※ 7　キャベツの一種（冷凍）．
※ 8　茎が長く，ブロッコリーのような花蕾が先端についている．米国では一般的な野菜

JCOPY 498 - 22452

チェダーチーズ
アメリカンチーズ
フェタチーズ
パルメザンチーズ
カッテージチーズ（脂肪分 2%）
バニラフローズンヨーグルト
バニラアイスクリーム
カルシウム強化オレンジジュースおよび他のフルーツジュース
カルシウム強化ワッフル（冷凍）
カルシウム強化オートミール
カルシウム強化イングリッシュマフィン
カルシウム強化シリアル
マカロニ＆チーズ[9]
チーズピザ（冷凍）
インゲン豆のトマトソース煮（缶詰）
豆腐（豆腐用凝固剤にカルシウムを使用したもの）

※9　マカロニをチーズソースで和えたもの（冷凍）.

F. オレンジは食べたほうが良いか？

　あなたがすでに尿路結石の既往がある場合，結石再発予防のためにクエン酸を食事に加える事が重要である．クエン酸はサプリメントや内服薬でも摂取することができる．もしあなたが誰かにオレンジをもらった時には，クエン酸摂取のよい機会ととらえオレンジを食べてほしい．名作映画『ゴッドファーザー』でオレンジをもらった人に起こることは忘れて[10]．

　「レモンがあったらレモネードを作れ」ということわざがあるように，もしレモンがあれば，結石予防のために，そのまま食べてもよいし，食事に加えたり，さらにレモネードにしてもよい．米国食品医薬品局（FDA）によると，レモンなどの食品はクエン酸を豊富に含むと認定されている．100%レモンジュースには 1oz（約 30mL）あたり 1.44g のクエン酸が，レモン

※10　『ゴッドファーザー』ではオレンジをもらった登場人物が殺される運命にある．

の濃縮液には 1.1g のクエン酸が含まれている．市販のレモンジュースには平均 0.03-0.22g が含まれている．

　その他クエン酸を豊富に含むものにはライムジュースがあり，1oz あたり 1.38g のクエン酸が含まれている．ライムの濃縮液には 1oz あたり 1.06g のクエン酸が含まれている．米国農務省（USDA）によると，他のクエン酸源となる果物（ジュースや濃縮液を含む）にはグレープフルーツやオレンジがあるが，レモンやライムよりは少量である．パイナップルとその加工品（パイナップルジュース，濃縮液，パイナップルのトッピング，パイナップル入りの食品）にもクエン酸が含まれている．

　プロセスチーズや塗るタイプのチーズ（瓶詰）やチーズの缶詰など，思いもよらない食品にクエン酸が含まれていることがある．また，クエン酸は以下にあげるさまざまな冷凍食品の生地調整剤としても使用される．

表2　クエン酸を含む意外な食品

冷凍パン生地
ベーグル
ワッフル
パンケーキ
餃子
既製のクッキー生地
ケーキ，ブラウニー，パイ，コーンブレッド
ビスケット
ロールパン
クロワッサン
ピザ生地
缶詰ビスケット
パン屋で販売されている食品

G. クエン酸を多く摂るには

　クエン酸（Citric acid）の名前からわかるように，クエン酸はシトラス（Citrus）フルーツやそのジュースに多く含まれている．クエン酸をもっとも多く含む果物はレモンとライムで，尿中のクエン酸排泄量を高めるためには最適である．他に，オレンジとグレープフルーツもクエン酸を多く含む．シトラスフルーツではないが，イチゴ，ラズベリー，クランベリーのような

レモンを美味しく食べるために

　簡単に食事にクエン酸を加える方法を探しているのであれば以下を試してほしい．

- レモンをリンゴにかけ，リンゴの変色を防ぐ．
- ワカモレ[11] にレモンを加え，新鮮さと鮮やかな緑色を保つ（もちろん風味付けにもなる）．
- ギリシャに行ってレモンのぎっしり入ったアヴゴレモノスープ[12] を試す（インターネットでレシピを検索できる）．
- レモン，ライム，またはレモンとライムの両方を入れた氷のキューブを作る．これをグラス1杯の水に入れると尿路結石予防に有効な爽やかなドリンクのできあがりだ．
- 毎日食事とともにレモネードを飲む．ピッチャーに水を入れ，その中に4oz（1oz は約30mL，4oz は約120mL）のレモネードを加え，砂糖，または可能であれば砂糖代替品で甘くすることでレモネードジュースを簡単に作ることができる．Crystal Light® でもレモネードを摂取することができる．
- サラダにドレッシングではなく新鮮なレモンジュースをかける（これで脂質もカロリーも大幅に減量できる！）．
- サーモンなどの焼き魚にレモンを絞る．

※11　メキシコ料理でサルサの一種.
※12　卵とレモンをベースにしたスープ.

ベリーにもクエン酸が多く含まれる．しかし，レモンやライムのクエン酸含有量が最も多い．

　クエン酸には処方薬や市販薬のクエン酸錠もある．たとえばクエン酸カリウム錠は処方薬である．しかし，レモンには，クエン酸錠と同等以上のクエン酸が含まれている．実際，クエン酸錠は高価である上に，1日12錠も内服しなければならない．レモンジュースなら4oz（約120mL：たった半カップ）で済むところ，クエン酸錠の場合，12錠も錠剤をのまなければいけないのには理由がある．レモンジュースに含まれるクエン酸イオンが，クエン酸錠よりも体内のアルカリ化に有効であるからだ．しかし，尿中に排泄されるクエン酸イオンの量は，摂取する飲料水に含まれるクエン酸イオンの量以外にpHにも依存する．つまり，pHが高い飲料水ほど，クエン酸[13]に対してクエン酸イオンの割合が多く存在するということになる．Crystal Light® というレモネード水は理想的な製品である．というのも，この製品にはクエン酸の含有量が多く，かつレモネードよりpHが高いため，より多くのクエン酸がクエン酸イオンの形で存在するからだ．

> **注意** クエン酸はビタミンCと混同されることがよくあるが，別のものである．

※13　プロトンと結合した形．

H.　タンパク質を控える

　これまでの章で学んだように，食事でタンパク質を過剰に摂取すると尿中のカルシウムとシュウ酸の両方の排泄が増加してしまうため，日々のタンパク質摂取量を減らすことが重要である．食事から完全にタンパク質を絶つという意味ではない．タンパク質は必要であるが毎日少量で十分である．なので，巨大なステーキやベーコン入りの超巨大なハンバーガーをディナーで食

べることは忘れてほしい．そのかわり，ステーキ一切れや小さいサイズのスライダー（通常の 1/3 程度のサイズのハンバーガー）を食べよう．また牛乳にもタンパク質が含まれているので，ミルクや乳製品は 1 日 2 食に制限するべきである．

I. 低脂肪食を継続する

低脂肪食により結石を予防することができる．

J. 大豆を制限する

豆腐，テンペ[※14]，枝豆，豆乳，味噌などの大豆製品は栄養価が高く，人気が高まっている．ただし，大豆にはカルシウム結石の原因となるシュウ酸も多く含まれている．しかし，これまでの研究で，大豆にはシュウ酸カルシウム結石の形成に拮抗するフィチン酸も含まれていることが示された．そのため，大豆食品の中でもシュウ酸含有量が少なく，フェチン酸含有量が多いものは尿路結石患者や結石リスクの高い人に良いかもしれない．

※14　インドネシアの大豆発酵食品

K. サプリメントをやめる

あなたの尿路結石を治療してくれている担当医が特に推奨しない限り，カルシウムやビタミン D，ビタミン C，魚油のサプリメントを摂取しないように．

ワンポイントアドバイス

シュウ酸を多く含む食品を摂取する場合には，ぜひカルシウムを同時に摂取するように心がけてほしい．摂取したシュウ酸とカルシウムは腎臓に到達する前に胃と腸管内で結合するため，尿路結石が形成されにくくなる．

L. 制酸薬に注意

　もしあなたが胸焼けや胃酸逆流のせいで，Tums®※15 やその他の制酸薬を飴玉を食べるようにたくさん摂取し，その制酸薬にカルシウムが含まれている場合，体に良いことをしているどころか，悪さをしている可能性がある．カルシウム含有制酸薬は尿中のシュウ酸排泄量を減少させうるが，尿中のカルシウム排泄量も増加させるので，尿路結石を引き起こす可能性がある．カルシウムを含まない制酸薬もあるが，まずは担当医に相談し，どの薬が良いか話し合ってほしい．

　※15　炭酸カルシウム．米国で市販されている制酸薬．

M. シュウ酸の少ない食事を心がける

　もうおわかりのことだろう．もしあなたの結石がシュウ酸カルシウム結石である場合，シュウ酸を多く含む食品を制限する必要がある．そこで，シュウ酸含有量に応じ，シュウ酸を多く含む避けるべき食品，シュウ酸を中等量含む制限すべき食品，シュウ酸をほとんどまたは全く含まない推奨される食品の3つに分類した．前2者の食品を摂取する場合は，食事の前後にコップ1杯の水を飲み，シュウ酸を洗い流すように心がけてほしい．

　筆者が食品のシュウ酸含有量を調べる中で，シュウ酸含有量が報告書間で異なる場合があった．そのため，本書の分類表と読者が調べた含有量とは必ずしも一致していない可能性があることに注意されたい．

表3 　シュウ酸を多く含む避けるべき食品

飲み物

紅茶，にんじんジュース，チョコレートミルク，黒ビール，冷凍レモネード（濃縮），ホットチョコレート，インスタントコーヒー，オバルチン®[16]，プルーンジュース，ライスドリーム®[17]，大豆飲料，トマトジュース，V8®[18]

野菜

たけのこ，ビート[19]，ビートの葉，ビートの根，ニンジン，セロリ，チコリ，コラード，タンポポの葉，ナス，エスカロール[20]，ソラマメ，インゲン，ケール，ネギ，白インゲン，オクラ，オリーブ，パセリ，パースニップ[21]，赤唐辛子，ピーマン，ヤマゴボウ，ジャガイモ（焼き，ゆで，揚げ），赤インゲン，refried beans[22]，ルバーブ[23]，西洋カブ，ほうれん草

果物

アボカド，ブラックベリー，ブルーベリー，スターフルーツ，コンコードグレープ，ナツメヤシ，デューベリー，エルダーベリー，イチジク，フルーツカクテル，グーズベリー，グレープフルーツ，キウイ，レモンの皮，ライムの皮，オレンジ（とオレンジの皮），パイナップル（缶詰，乾燥），プルーン，ラズベリー，ルバーブ，イチゴ（缶詰），タマリロ[24]，みかん

パン，穀物

中力粉，ブルーベリーマフィン，玄米（加熱），玄米粉，コーンミール，クスクス[25]，イングリッシュマフィン（全粒小麦），フレンチトースト，グリッツ，ラザニア，キビ（加熱），味噌，米ぬか，パンケーキ，ブランシリアル（食物繊維を多く含む），ライ麦パン，大豆粉，スパゲッティ，全粒小麦，小麦ぬか，小麦胚芽，全粒粉パン，全粒小麦粉（全粒粉），白米粉

※16　ミロのような粉末麦芽飲料.
※17　玄米を主原料とした健康飲料.
※18　野菜ジュース.
※19　根菜の一種.
※20　レタスの一種.
※21　セリの一種.
※22　メキシコの豆料理.
※23　大黄の一種.
※24　南米のトマトに似た果実.

ナッツ，種
アーモンド，ソバ，カシューナッツ，ピーナッツ，ピーカンナッツ，ピスタチオ，クルミ，カボチャの種，ゴマ（タヒニ[26]），ヒマワリの種，ナッツバター
デザート＆スナック
ブラウニー，ケーキ，チョコナッツバー，チョコチップクッキー，チョコレートシロップ，プレッツェル，ポテトチップス
大豆食品
大豆チーズ，豆乳，大豆ヨーグルト，大豆バーガー，大豆ナッツ，テンペ，マグネシウムまたはカルシウムを凝固剤に使用した豆腐

※25 　小麦料理の一種．
※26 　ゴマペースト．

表4 　シュウ酸を中等量含む制限すべき食品

この食品群は1日2品までとしたほうが良い．これらの食品は1品あたりの2～10mgのシュウ酸を含む．
飲み物
豆から挽いたコーヒー，クランベリージュース，生ビール，グレープジュース，オレンジジュース，ローズヒップティー
野菜
アーティチョーク，アスパラガス，ブロッコリー，芽キャベツ，ニンジン（加熱，缶詰），トウモロコシ，ウイキョウ，唐辛子，レタス，ライマメ，ミックスベジタブル，カラシナ，玉ねぎ，豆類（缶詰），トマト，カブ，クレソン
果物
リンゴ，アップルソース，アプリコット，チェリー（缶詰），ココナッツ，クランベリー，マンダリンオレンジ，桃，梨，パイナップル，プラム，プルーン，イチゴ
パン，穀物
ベーグル，ビスケット，ブランマフィン，玄米，イングリッシュマフィン（雑穀または小麦品種），オートミール，ライ麦パン，トルティーヤ（トウモロコシ粉または小麦粉），白パン，小麦パン

デザート，スナック
シナモンポップタルト[27]，ミルクチョコレートキャンディー，パイ，アイスバー，スポンジケーキ，トルティーヤチップス
肉
レバー，イワシ

※27　シナモン味のタルト菓子.

表5　シュウ酸をほとんど含まない推奨される食品

読者にとって朗報なのは，食べてもよい食品があることだ．低シュウ酸食品は1品あたりのシュウ酸含有量が2mg未満である．
飲み物
アップルサイダー，アップルジュース，アプリコットネクター，バターミルク，チェリージュース，グレープフルーツジュース，緑茶，ハーブティー，レモネード，レモンジュース，ライムエード[28]，ライムジュース，ミルク（無脂肪，1%牛乳，2%牛乳，全乳），パイナップルジュース，粉末ミルク，ワイン
乳製品
バター，チーズ（アメリカ，チェダー，コテージ，低脂肪，モッツァレラ），クリームチーズ，Egg beaters®[29]，卵，フローズンヨーグルト，アイスクリーム，マヨネーズ，サラダドレッシング
パン，穀物
大麦麦芽粉，コーンフレーク，ライスシリアル，Cheerios®[30]，チキンヌードルスープ，コーンブレッド，トウモロコシ粉，卵麺，フムス[31]，マカロニ，オートミールパン，オートブランパン/マフィン，白米，ワイルドライス[32]

※28　ライムが入った清涼飲料.
※29　溶き卵をパックしたもの.
※30　米国で販売されているリング状のシリアル.
※31　アラビア料理でヒヨコマメをペースト状にしたもの.
※32　北米や中国で栽培される米の一種.

果物
バナナ，ブラックベリー，ブルーベリー，カンタロープ[33]，チェリー，グレープフルーツ，ブドウ，ハックルベリー，キンカン，マンゴー，メロン，ネクタリン[34]，パパイヤ，桃（缶詰），梨（缶詰），プラム，レーズン，スイカ

野菜
アルファルファ，チンゲンサイ，キャベツ，カリフラワー，チャイブ[35]，キュウリ，トウモロコシ，エンダイブ[36]，ピーマン，マッシュルーム，豆類，ピクルス，大根，ネギ，ザワークラウト，黄色カボチャ，ズッキーニ

肉
レイヨウ肉，ベーコン，牛肉，ソーセージ，バッファロー肉，鶏肉，チキンホットドッグ，鶏レバー，コンビーフ，牛ひき肉，ハム，ホットドッグ，ラム肉，レバー，ミートボール，ヘラジカ肉，豚肉，貝，七面鳥，鹿肉，ジビエ

魚
フィッシュフライ（冷凍），タラバガニ，青魚，アサリ，タラ，カレイ/ヒラメ，オヒョウ[37]，サバ，カキ，ポラック[38]，サーモン，エビ，メカジキ，マグロ，キス

デザート＆スナック
チョコレートプリン，クラッカー，クリーム入りケーキサンド，カスタード，フルーツロールアップ®[39]，全粒粉クラッカー，飴，Jell-O®[40]，オートミールクッキー，ポップコーン，Popsicle®[41]，お餅，ライスパフ，ライスプリン，シャーベット，タピオカプリン，バニラプリン

※33　メロンの一種．
※34　桃の一種．
※35　ネギの一種．
※36　葉野菜の一種．
※37　カレイの一種．
※38　タラの一種．
※39　フルーツ味のグミキャンディ．
※40　フルーツゼリーの素．
※41　アイスキャンディー．

3. 薬物療法

　多量の水分摂取，塩分制限，シュウ酸をほとんど含まないバランスのとれた食事以外に，サイアザイド系利尿薬もカルシウム結石の形成予防に有効である．サイアザイド系利尿薬は尿量を増やす薬剤としても知られ，高血圧治療，体液貯留を減らすためによく使用されている．サイアザイドは腎臓の塩と水の再吸収を阻害し，それにより尿量を増加させる（利尿効果）．また，サイアザイドには尿中カルシウム排泄量を減らす作用もある．サイアザイド系利尿薬の副作用は用量依存性であり，以下の症状があげられる．

- ・めまい，立ちくらみ
- ・目のかすみ
- ・食欲低下
- ・瘙痒
- ・胃部不快感
- ・頭痛
- ・脱力感

　サイアザイドの結石予防効果には逃れられないジレンマがある．まず，サイアザイドは体液量を減少させてしまう．さらに，サイアザイドには低カリウム血症の副作用があり，その結果，低クエン酸尿症となり，結石のリスクを高めてしまう[42]．そのため，サイアザイド内服中の患者は K-Lyte®，Polycitra-K®，Urocit-K® などのクエン酸カリウム製剤を同時に内服し，これを未然に防ぐ必要がある．クエン酸カリウム製剤は，尿中カルシウム濃度の正常な場合にのみ投与する．クエン酸カリウム製剤の結石再発予防効果は

---

[42]　低カリウム血症では細胞内アシドーシスをきたすため，近位尿細管でのクエン酸の再吸収が亢進する．これが低クエン酸尿症につながる．

高いが，悪心・嘔吐，下痢，胃痛などの副作用のために内服困難な場合がある．その場合，食後に内服すると副作用の発現を抑えることができる．

4.　まとめ

カルシウム結石の予防に関する，結論は以下の通りである．

尿路結石の再発予防を願う読者には，次の簡単な指導を守ってほしい．

今よりたくさん水を飲み，食事に気をつけ，きちんと内服する．さもなければ，また受診するはめになるだろう．

10 Chapter

ストルバイト結石の予防

尿路結石のわずか10%がストルバイト結石であり，結石形成を促進する Proteus や Providencia，Pseudomonas のような細菌による尿路感染の結末である．

ストルバイト結石であった際，不運にも結石が急激に大きくなり，腎臓全体を埋めつくし，全身に細菌がめぐり，場合によっては死亡することさえある．そのため，どのようにしてこの結石の形成を予防できるかを学ぶことは非常に重要である．

1. ストルバイト結石の特徴

尿路結石のわずか10%がストルバイト結石である．Chapter 4 でも述べたように，結石形成を促進する Proteus や Providencia，Pseudomonas のような細菌による尿路感染の結果である．これらの細菌は，尿中のアンモニア濃度と pH を上げる特有の酵素を生成する．この程度が高いほど，ストルバイト結石の結晶が形成されるリスクが高くなる．予防のためには，まず

は結石を取り除いた上で，次に尿路感染が再発しないように努めることである．

　症状がなくても実際のところ尿路感染である可能性があるが，ほとんどの場合，少なくともいくつかのサインがある．たとえば，排尿時や腹部圧迫時に，圧迫感や灼熱感を感じることがある．排尿時に，尿が濁っていたり，強い尿臭がしたりすることがある．尿路感染を治療せずに放置すると，細菌が尿路から腎臓に移動し，腎盂腎炎と呼ばれる状態を引き起こす可能性がある．これは非常に重大な腎臓の感染症である．腎盂腎炎の症状としては，発熱，悪心，嘔吐，悪寒，背中の痛みなどがあげられる．

　女性は男性よりも尿道が短く，尿路感染症（UTI）になりやすい．このため，細菌は膀胱へより速く侵入する．細菌が肛門から腟に移動した場合にもUTIを生じうる．性交により，細菌が尿路に侵入することもある．

　以下の場合には尿路感染症のリスクとなる．

・糖尿病：糖尿病罹患者は免疫系の変化によりUTIにかかりやすくなる．
・前立腺肥大症：前立腺の肥大により尿の流れが遮られ，尿路の中に病原体が滞留，最終的にはUTIが生じやすくなる．
・尿路に異常がある幼児．
・膀胱に長期カテーテルやチューブが留置されている状態．

　しかし，前立腺肥大や結石などで生じたUTIは，根本的問題が是正されず感染が遷延してしまうと腎臓に障害をおよぼす可能性がある．

Caution

　妊娠中の場合には注意が必要で，より細菌が腎臓に到達しやすくなる．妊娠中にUTIかもしれないと思ったら，産婦人科医に相談を行う．妊娠中であっても，腎臓を傷めることなく，また胎児へ影響を及ぼすことなく，UTIをうまく治療できる．

【海外セレブの結石事件簿】

　残念なことに，尿路結石は長い間，多くの人々に多大な痛みをもたらし
てきた．実際に，古代エジプトの時代にまで遡って明らかになっている．
イタリアのルネサンス期の画家ミケランジェロ，ギルバート・アンド・サ
リヴァン[1]の音楽パートナーである作曲家アーサー・サリバン，米国の第
11代大統領ジェームズ・ノックス・ポーク，インドのインディラ・ガン
ディー首相など，多くの歴史上の人物が尿路結石に苦しんでいた．

※1　19世紀イギリスのオペレッタ作家・作曲家.

2. 尿路感染症の予防

A. 食事

　UTIを起こしやすい状況に対し，再発のリスクを減らすためにいくつか
の手段を講じることができる．

■ 飲水励行

　水分摂取により，毒素が尿中に排泄されやすくなったり，細菌が定着する
リスクが軽減したりすることは強調してもしすぎることはない．大量の水を
飲むことが躊躇されるのであれば，日常の習慣に以下を加えてみるといった
方法もある．

　（A）徐々に飲水励行を始める

　まずは1週間毎日コップ1杯の水を日常の習慣に加えてみることから始
める．1杯の水を他の種類の飲料水に変えてみることも方法の1つである．
そして，次の1週間には毎日2杯に増やし，少なくとも8oz（約240mL）
のグラスで8杯の水を毎日飲めるようになるまで繰り返す．

（B）習慣を見つける

　朝に1杯の水を飲むけれど食事を摂らなかったり，朝はコーヒー1杯にして水は午後に回したいかもしれない．自分自身に沿った習慣を見つけ，それにこだわる．

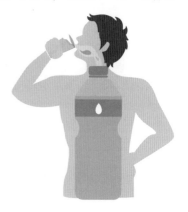

（C）持ち歩く

　喉が乾いた際に水を持ち歩いていないと，購入するとしてもソーダやコーヒーなど自身の好みになってしまう．そのようにならないためにも，出かける際には，使い回し可能な水筒や魔法瓶を準備して，いつでも持ち歩けるようにする．

（D）香味料を加える

　水は味気ない水である必要はない．特に最近の味がついた水や濃縮液で味付けした水などを用いることによって，飲みやすくする．レモンやキュウリ，天然の風味料などの果物や野菜を水に加えてみる．飲むたびに異なる味付けになるように心がけてみる．

（E）食品で補う

　そう，水を食べればよい．果物や野菜の中には多くの水分を含有しているものもあり，水分補給に役立つ．

表1 水分補給に役立つ食べ物

水 分	食 品
96%	キュウリ, レタス
95%	ズッキーニ, 大根, セロリ
94%	トマト
93%	青野菜, キャベツ
92%	カリフラワー, なす, 赤キャベツ, こしょう, ほうれん草, スイカ, いちご
91%	グレープフルーツ, ブロッコリー
90%	カンタループ (マスクメロンの一種)
88%	モモ
87%	パイナップル, クランベリー, オレンジ, ニンジン
86%	杏
85%	ブルーベリー
84%	リンゴ, 西洋ナシ
81%	サクランボ, ブドウ
79%	グリーンピース, ジャガイモ
74%	バナナ

B. 尿を溜めすぎない —— 行きたいときに行こう！

　長時間にわたり尿を溜めないようにする．尿意を催した際にはトイレに向かおう．忙しさのため，立ち止まってトイレに行かず，尿を控えることは，尿路の中に必要以上に毒素をとどまらせ続けることになる．その結果，尿路結石を生み出す絶好の環境となる．どんなに疲れていても，就寝時，ベッドに入る前に必ず膀胱内が空になるようにする．

C. 細菌の侵入を防ぐ正しい拭き方

　女性において排尿後の正しい拭き取り方は，後から前ではなく，前から後である．これにより，尿路への細菌の侵入を防ぐ．

D. 陰部は毎日きれいに

　驚くかもしれないが，このことを患者にリマインドしなければならない．とにかく実行しなければならない．ストルバイト結石に関する情報をネットで調べると，尿を酸性化させるため，有機酸製剤の点滴で利尿をつけることが推奨されているかもしれない．いろいろな薬剤でも効果が得られない際にはこれらは推奨されるかもしれないが，効果は乏しく，ここでは推奨しない．

E. 性交後の排尿

　特に女性であったり避妊具の使用していなかったりした際，性交の後にはトイレに向い排尿する．排尿することで，性交で尿路に入りうる細菌を流し出しやすくなる．

　すでにストルバイト結石と診断がつき，UTI が生じてしまっている場合の適切な治療計画は，まず結石を除去し，次には感染症の治療を行うことである．そして結石が再発しないように，今後の UTI を予防する必要がある．

> ### 追 記
>
> 　泌尿器科を受診する際には，体をきれいにしたうえで，下着を交換してから行くこともお奨めする．特に年配の患者など，一部の患者は何日も下着を交換せずに訪れたことがある．言わんこっちゃない！

3. 薬剤

　ストルバイト結石がすでに存在する場合，尿中に細菌が繁殖しなくなるまで抗菌薬を継続することもある．中には予防として毎日服用することもあ

る．アセトヒドロキサム酸[※2]（Lithostat®として知
られている）を抗菌薬と組み合わせて使用すると，
細菌の増殖を抑えることができる．細菌が放出する
酵素を阻害し，結石の予防に効果的である．この薬
は腎臓に問題のない患者のみに使用でき，妊婦が使
用することはできない．他の治療が効を奏さない限
り，一般的には処方されない．

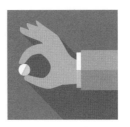

アセトヒドロキサム酸の副作用は次のとおりである．

・貧血（鉄欠乏性）
・悪心
・嘔吐
・抑うつ
・不安
・発疹
・持続的な頭痛
・下肢の小血栓

　治療後は，注意深い経過観察と尿検査が非常に重要である．高い尿 pH
は，酸性度が低く，感染のリスクが高いことを指し示す．尿路結石が腎不全
を引き起こすことは非常にまれであるが，これらの結石は腎臓内で形成さ
れ，腎臓を障害する可能性がある．治療せずに放置すると，慢性感染症につ
ながり，死に至る可能性があるため，予防が極めて重要である．

※2　アセトヒドロキサム酸は日本では未承認である．

尿酸結石の予防

尿酸結石は，腎盂・尿管・膀胱において，大量の尿酸により石が形成されたものである．

　もしあなたが尿酸結石と診断されたら，尿がかなり酸性だということである．尿酸はプリン体の分解産物であり，プリン体含有量の多い食事としては牛肉，鶏肉，魚，豆がある．尿酸結石の予防はシンプルで，摂取するプリン体の量を減らすことである．

　前述したが，再度お伝えする価値があるので述べると，タンパク必要量に合わせて，もしくは筋肉をつける目的で高タンパク食を摂取したりプロテインを飲んだりすると，尿酸結石のリスク増加につながる．高タンパクによって酸の負荷が増加するため，プリン体を含むプロテインサプリメントにもあてはまる．結果，尿 pH が下がり尿酸結石のリスクになる．日々，米国人は自分の体では調整できないほどの大量のタンパクによって自らの身体を傷つけており，その結果として尿酸が過剰となり，結石形成を引き起こしているのである．

1. 食事

A. 基本的な考え方

　タンパク摂取の理想摂取量は，握りこぶし大である．食事からタンパクを摂取したいのであれば，一度に大量に摂取するのではなく，少量を数回に分けて摂取する方がよい．つまり，外食の際にステーキハウスで大きなリブロースをたいらげたり，デリでコンビーフやパストラミサンドウィッチ（家族全員分に値する肉を含んでいる）を食べたりしてはならない．これはよろしくない．一日を通じて摂取するタンパクの一部を摂ることが望ましい．

　また，タンパクの代わりに炭水化物を過剰摂取するという落とし穴に陥ってはならない．結果的に体重増加につながってしまう．タンパク中心の食事が好みであるならば，バランスよく食べることは必ずしも簡単なことではない．しかし，長い目でみると，尿路結石の痛みで悶え苦しむよりは，低タンパク食の方が良いであろう．野菜や植物は低タンパク食品である．低タンパク食品の例としては，パン・穀物・乾燥豆・ナッツ・米・パスタ・麺・野菜がある．

表 1　米国腎臓財団の低タンパク食に関する提言

・サンドイッチには，レタス，アルファルファスプラウト[※1]，キュウリ，セロリ，りんご，パセリ，ヒシの実をたくさん入れましょう．
・薄くスライスし，広げて，肉が多く入っているように見せましょう．
・厚くスライスされたパンや，サワードウ[※2]やライ麦パンのような風味豊かなパンを選びましょう．

※1　かいわれだいこんやもやしに似た栄養価の高い発芽野菜．
※2　生地に乳酸菌や酵母を加えた，強い酸味と風味のパン．

JCOPY 498-22452

B. スープ

実際にスープを作る際の留意点を以下にまとめる.

- 大量のタンパクを加えずに,米やパスタのような低タンパク食をスープに加える.クリームスープを作る際は,タンパクが少ない代用乳を使用する.

C. メインディッシュ

メインディッシュを作る際の留意点をまとめると以下のようになる.

- メインディッシュとして野菜や穀物を使用し,肉やその他の高タンパクのものはサイドディッシュとして使用する.
- 肉は小切れにし,野菜や果物を多く使用したケバブ[※3]を試しても良い.
- 米やパスタに肉の小切れや鶏肉を混ぜた食事を用意する.チャーハンやパスタに挽肉を合わせたものも良い.
- シェフのサラダにレタスやシャキシャキした新鮮な野菜を合わせ,刻んだ肉や卵を加える.
- キャセロール[※4]の場合,レシピの量よりも少ない肉を使用し,でんぷん(米やパスタ)を増やす.また,キャセロールには塩分の少ないスープを使用する.
- 必要カロリーを満たすためにタンパク摂取量を増やすのではなく,パン,ロールパン,パスタ,米の量を増やすように心がける.
- 少量でより強いチーズの風味をつけるため,シャープチェダー,パルメ

※3　パンにサラダとローストした肉をはさんだ中東風のサンドウィッチ.
※4　刻んだ野菜や肉,パスタなどにチーズとスープの素を加えてオーブンで焼き上げた米国の家庭料理.

ザンチーズ，ロマーノチーズを購入する．これらのチーズは少量でも，十分と思われる．

D. 低タンパク食のためカロリーを上げる

　体型に合った，最も健康的な体重を維持することは大変重要なことだが，タンパクを極端に制限すると，カロリー摂取量も減少する．そして結果的に体重が減少するかもしれない．過度の体重減少を防ぐには，タンパク制限のために失ったカロリーを高カロリー食で埋め合わせることである．

　心臓に良いとされる脂質としては，マヨネーズタイプのサラダドレッシング，キャノーラ油，オリーブオイル，コーン油，紅花油，大豆油，ひまわり油がある．これらは，揚げ物や風味付けとして大量に使うことが可能である．

　キャンディー，ガムドロップ，ジェリービーンズ，フルーツ風味のチューイングキャンディー，マシュマロを，デザートやおやつとして用いることもできる．またはちみつ，ジャム，ゼリー，白砂糖のような甘味料も，カロリーを増やす目的で食べ物や飲み物に加えることができる（糖尿病の方は管理栄養士に相談されたい）．

ダルメシアンと尿路結石

米国のダルメシアンクラブによると，ダルメシアンは尿路結石を形成するようである．「ダルメシアン，ヒト，サルでは，プリン体を含む食事の代謝経路が独特である」としている．すべてのヒトに尿路結石ができる訳ではなく，すべてのダルメシアンに尿路結石ができる訳でもない．食事由来のタンパク量がその問題に関わっているが，タンパクの種類によっては，それ以上に有害となりうることが問題となる．多くのダルメシアンでは，大量のプリン体を含む食事は避ける必要がある．レバーやその他の臓器の肉はプリン体の量が多い．一方で卵や多くの野菜・果物はプリン体の量が少ないため許容できる．

プリン体を多く含む食事を摂取すると，痛風や尿路結石を生じるヒトが中にはいる．ダルメシアンが同様の食事を摂取すると尿路結石，特に「プリン体」，すなわち「尿酸」による結石を起こしやすい．食肉，牛肉，そして食肉・牛肉の「副産物」を大量に含むドッグフードは，高度の酸性尿を生み出す薬剤と同様，ダルメシアンでは注意をはらうべきである．

ダルメシアンの結石の多くは尿酸結石だが，一部には他の種類の結石もある．結石の種類によっては，治療が真逆となりうるので，獣医は最も効果的な治療を選択するために検査を行う．また，犬に食べ残しを与えることは，彼らの健康を害する最悪の行為の1つであり，特にダルメシアンに対してはそうである．

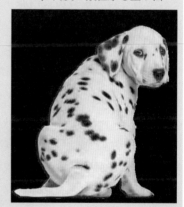

2. 尿 pH の数当てゲーム

A. 基本的な考え方

　尿酸結石の形成を防ぐことは，尿 pH の数当てゲームでもある．あなたは尿 pH を 6.5 より高く維持しなければならない．重曹として知られている炭酸水素ナトリウムなどの内服薬は尿 pH 上昇の手助けになる．

B. 炭酸水素ナトリウム

　炭酸水素ナトリウムは錠剤や粉末で服用する．1 日に 1 ～ 4 回内服し，その頻度は内服する理由によって異なってくる．炭酸水素ナトリウムは指示された通りに，きちんと内服する．炭酸水素ナトリウムの粉末は，4oz（120mL）以上の水に溶解することができる．粉末は量をきちんと測定し，医師の処方量以上は内服しないように注意する．医師の指示がない限り，炭酸水素ナトリウムは 2 週間以上使用しないことが重要である．炭酸水素ナトリウムで尿 pH が改善しないようであれば，医師に相談する．

　いずれにせよ，Arm & Hammer（米国の大手重曹メーカー）の箱を開け，自己判断で内服してはならない．炭酸水素ナトリウムには副作用があるので，以下の症状が重篤ないし改善に乏しい場合には医師に相談する．

・口喝の増強
・胃けいれん
・ガス

　もし，以下のいずれかの症状があれば，炭酸水素ナトリウムの摂取を直ちにやめ，すぐに医師に相談する．

- ・激しい頭痛
- ・嘔気
- ・コーヒー残渣様嘔吐
- ・食思不振
- ・イライラ
- ・衰弱
- ・頻回の尿意切迫感
- ・遅い呼吸
- ・足背や下腿のむくみ
- ・血便または黒色・タール便
- ・血尿

【海外セレブの結石事件簿】

　多くの有名人とアスリート選手が尿路結石によって苦しめられていることをこのコラムで知ったことと思うが，他にも伝説のカントリーミュージックシンガーのドリー・パートン，女優のエヴァ・ガードナー，映画監督のアルフレッド・ヒッチコック，ミュージシャンのヴィンス・ニール，俳優のバート・レイノルズ，コメンテーターのビル・オライリー，アマゾンの創設者で CEO のジェフ・ベゾスもいる．

C. pH と結石・他の治療法

　一般的には，短期間で結石を溶解させるには尿 pH を上げる必要がある．しかし，結果的に尿 pH が上がり過ぎてしまう可能性がある．尿 pH が 6.5 でリスクが生じてくる．尿 pH が 7.0 に到達すれば，さらに尿 pH を上げるメリットはほとんどなく，尿 pH が 7.0 〜 7.5 になると，むしろリン酸カルシウム結石のリスクが増加してくる．そのため，自宅で尿試験紙を用いて，尿 pH をモニタリングすることが重要である．数週間，これをしっかりと実

践されたい．あなたが優秀な患者で，指導を遵守することができれば，将来必要となるかもしれない手術を避けることができたり，巨大結石を縮小させ侵襲度の高い経皮的処置から尿管鏡へと変更できたりするであろう．

　おいしく尿 pH やクエン酸濃度を上げる方法としては，かなり多くのクエン酸を含む Crystal Light 社（飲料などを扱う会社）のレモネードを飲むことである．ただ，摂り過ぎてはならない．避けるべき飲み物としては炭酸水がある．大切なのは他の食物も含めたバランスである．

　尿 pH が常に高い状態は避けた方が良い．体は常に pH のバランスを保つため，時に酸を排泄する必要があり，体にとっては難しいことである．短期的には簡単だが，長期的に行うには生活習慣の改善に目を向ける必要がある．その点からすると，どれくらいの量を飲んだらよいのか，そして尿 pH をどれぐらいの期間，高く保ったらよいのかは難問である．患者は個々で異なるので，担当医が決めていくことになる．

研究で注意喚起されていること：炭酸水素ナトリウム

　体の重炭酸濃度が低い場合には用心した方が良い．2016 年に報告された研究では，70 〜 79 歳で比較的健康な成人約 3000 人を 10 年以上追跡し，半数が自然死した．この死亡した人に共通していたことが，血中の重炭酸濃度が低いことであった．

　また，重炭酸濃度が低いことは，その背景に（診断されていない）腎臓の問題があった可能性があると研究者は指摘している．ソルトレークシティにあるユタ大学の Kalani Raphael 医師により報告されたこの研究は，Clinical Journal of the American Society of Nephrology 誌に掲載されている．

シスチン結石の予防

シスチン結石はシスチン尿症と呼ばれる稀な疾患によって生じる. この疾患では，シスチンと呼ばれる天然の物質が尿中に排泄され，その排泄量が多い場合，シスチン結石が生成される.

Chapter 5 で説明したように，シスチン結石は尿路結石としては非常に珍しい結石であり，体内でのアミノ酸輸送障害が原因となる．シスチン結石と診断するためには，シスチン尿症をきたす遺伝子異常の存在が必須である．残念ながら，現時点ではシスチン結石を予防する方法は積極的な飲水を行う以外にないが，それでもシスチン結石を完全に防止できるという保証はない．シスチン結石は稀で，かつ治療が非常に困難なため，シスチン結石を発症した場合は専門医を受診するのが理想である．

1. 食生活

A. 基本的な考え方

シスチン結石患者はお茶，コーヒー，アルコールなどといった利尿作用が

あり，尿を酸性に傾けるものを避けなければならない．シスチン結石を患っている患者の中には，水分をとる場合には水が最も良いと考える者もいれば，オレンジジュースなどといった酸っぱい飲料であれば尿 pH を上昇させる（アルカリ性に傾ける）ため，何を飲んでも関係ないと考える者もいる．Crystal Light®（レモネード）もまた，尿 pH を上昇させる可能性があるが証明はされていない．いずれにせよ，クエン酸カリウム錠以上に尿 pH を上昇させる効果のある飲料はない．

B.　メチオニン

　大量の水分摂取に加えて，メチオニンの摂取量を減らすことがシスチン結石予防に有効であるといった説がある．メチオニンは体内でシスチンを産生するアミノ酸で，肉や成分調整牛乳，ヨーグルト，チーズ，その他乳製品などの動物性タンパク質に含まれる．そのため，卵や魚は避け，緑色野菜や豆，ナッツなどを含む食事が勧められる．この食生活が有効であることはまだ証明されてはいないが，試してみる価値はあるだろう．

C.　尿 pH を上昇させるには

　シスチン結石は低 pH（酸性）尿で形成されやすい．そのため，尿 pH を7.5 ～ 8.0 に保つことで，シスチン結石のリスクを大きく軽減できる．尿pH を高めるものとして，クエン酸ナトリウム，クエン酸カリウム，炭酸水素ナトリウムなどがある．病院やドラッグストアで入手できる試験紙を用いて，自宅でも尿 pH を調べることができる．

2. 薬剤

A. チオプロニン

チオプロニン※1 (米国での商標名: Thiola®) やペニシラミンなど, シスチン結石の形成を予防する薬がある.

妊娠中または妊娠予定の場合や, 既往に再生不良性貧血, 無顆粒球症, 血小板減少症などの血液疾患 (この薬剤はまた, これら疾患の誘因となる可能性がある) がある場合, チオプロニンは服用してはならない.

以下の副作用が生じる可能性があるため, 内服中は注意が必要である.

- 瘙痒を伴う発疹
- 発熱, 関節痛, リンパ節腫脹などの薬剤過敏症
- 嗅覚障害
- 嘔気
- 嘔吐
- 下痢や軟便
- 食欲不振
- 腹痛
- 腹部膨満感
- 放屁
- 咽頭痛
- 口内炎
- じん麻疹
- 疣贅

※1 チオプロニン (日本での商品名: チオラ®) は日本においてもシスチン尿症に対して適応がある. 飲水療法や尿アルカリ化療法での効果が不十分な際に処方可能である.

- 咽頭腫脹
- 呼吸困難
- 息切れ
- 倦怠感および虚弱
- 筋肉痛および関節痛
- 下肢の腫脹
- 胸水
- 肺障害，腎機能障害
- 血尿および高度タンパク尿

　長期内服で皺の出現や，菲薄化して脆弱な皮膚への変化を訴える患者もいる.

　発熱，咽頭痛，悪寒，出血，内出血，喀血，筋力低下，皮膚の水疱や粘膜の露出，関節痛，リンパ節腫脹，下腿浮腫などがある場合は，早急な対応が必要である.

B.　ペニシラミン

　ペニシラミン[2]（米国での商品名：Cuprimine®, Depen®）は関節リウマチ患者に対してよく処方される薬剤であるが，シスチン結石の予防にも有効である. ペニシラミンはシスチンと結合することでシスチンの尿中排泄を減少させる効果がある.

　副作用は以下の通りである.

- 瘙痒，発疹
- 嘔気・嘔吐，下痢
- 食欲不振
- 耳鳴
- 味覚障害

※2　ペニシラミンは日本においてシスチン結石に対する保険適用はない.

・口内炎
・創傷治癒障害
・皮膚のしわ

C. カプトプリル

　カプトプリル※3（米国での商品名：Capoten®）は，シスチン結石患者に稀に処方される薬剤で，シスチンに結合して結石形成を抑える効果がある．

　しかしながら，その他薬剤と同様に，乾性咳嗽や頭痛などの副作用がある．カプトプリルは非ステロイド性抗炎症薬（NSAIDs）や，制酸薬，カリウムを含むサプリメント，特定の利尿薬（スピロノラクトンなどのカリウム保持性利尿薬），リチウム製剤と相互作用を有する場合がある．そのため，内服中の薬剤（市販薬含む）やサプリメントを担当医に伝えることが重要である．

　また，妊娠中，授乳中，妊娠の予定がある場合は内服してはならない．この薬剤の内服が必要な場合は，避妊のため担当医と相談するなどの対策が必要である．

　内服後，呼吸障害，じん麻疹，顔面や口唇，舌，咽頭の腫脹を認める場合は，救急車の要請などの緊急対応が必要である．

　以下の症状がある場合は医師に連絡が必要である．

・不整脈（高カリウム血症が原因の可能性がある）
・めまいや立ちくらみ，失神

※3　カプトプリルは日本においてシスチン結石に対する保険適用はない．

　これら内服薬を服用している場合は，医師による血中カリウム濃度と腎機能の経過観察が必要である．

　シスチン尿症およびシスチン結石の詳細は The Rare Kidney Stone Consortium〈www.rarekidneystones.org〉にアクセスされたい．The Rare Kidney Stone Consortium は治療の向上を目的とした研究や教育に取り組む国際協力組織である．

【海外セレブの結石事件簿】
　テレビのアイドルオーディション番組である「アメリカン・アイドル」に出演していたフィリップ・フィリップス[4]は，オーディション中に尿路結石を発症した．　優勝を目指していたフィリップスは，巨大尿路結石を発症しうる先天性疾患を患っていた．　フィリップスは，同番組のシーズン中に尿路結石の除去および損傷した腎の再建のため，5 時間の手術を含む，合計 7 回の処置を行った．

※4　米国のシンガーソングライター．

JCOPY 498-22452

尿路結石と生きる

健康食品詐欺は必ずしも容易に見分けられるとは限らない.
もし非認可製品や怪しい謳い文句がある場合には, 一度かかりつけ医
や医療関係者に相談するのがよいであろう.

 1個であろうが複数個であろうが, 尿路結石を一度でも経験した時点から
人生が大きく変わってしまう. 小さなうずく痛みがくるたびに, また結石が
出来ているのではないかと不安になる.

1. いんちき治療と正しい治療を見わける

 どんな疾患の痛みの中でも, 尿路結石の痛みは特に難を要する. 結石の程
度によっては, 不快感や炎症は軽く, 動けなくなることはないが, 時には,
耐え難い痛みにさいなまれる. そして痛みが改善するためには, 何でもする
という気持ちにもなるであろう. 有用な薬物療法ですら医学の主流を外れて
いるものもあり, どのようにしたら誇大広告された方法と有益な方法とを見
分けることができるのだろうか.

　典型的に，奇跡の治療法は，何らかを食べる，飲む事で尿路結石の痛みを取り除く事ができると謳われ，「この商品は先進的な自然食品で，高品質な原料を用い自社で研究，開発された独自の手法により尿路結石に対して作用する」「この商品は尿路結石で苦しんでいる皆様に選ばれており，多数の方に使われ好評を博している」などと宣伝されている．このような宣伝は親しみやすく，痛みに苦しんでいる人はわらをもすがる気持ちのため，"すべての痛みを取り除く"とされる薬や器具を購入してしまう．

　しかし，残念なことに，商品を購入することで自らの身を危険にさらすことになる．ブレイクスルーと宣伝されている多数の奇跡の治療法は医学的に証明されていない事が多く，身体に悪影響を与えてしまう可能性がある．ただし，聡明で教養のある人も宣伝文句に心動かされ商品を購入しているので，購入したとしても恥じる必要はない．米国食品医薬品局（FDA: The US Food and Drug Administration）は毎年 4000 万人の米国人が詐欺的な健康食品に手を出し，数千億円が詐欺商品や治療に費されていると推定している．

いわゆる奇跡の治療法は
・お金の無駄遣い
・早期の病院受診を遅らせてしまう
・副作用を引き起こしかねない
・身体を危険にさらしてしまう

　医学的に証明されている尿路結石の痛みを和らげる方法は存在するが，それを選択するのは自分自身である．痛みを和らげるとされるような物に手をつけてはいけない．身体のために，事実とそれ以外をしっかり分別をつけ正しい選択をすることで，自分自身とお財布を守ることに繋がるという確信につながるであろう．

2. 有益な情報と詐欺的情報

A. FDA ホームページ

米国食品医薬品局（FDA）〈www.fda.gov〉のホームページから，医薬製品の情報と有益な情報が得られる．

B. 詐欺的情報の特徴

(1) オールインワン（1 商品ですべてが解決）

幅広い病気が治ると謳っている製品は疑ってかかるべきである．ニューヨークの会社のダイエット製品が，老年認知症，脳萎縮，動脈硬化，腎機能障害，壊疽，うつ病，変形性関節症，排尿障害，肺癌，子宮頸癌，前立腺癌の治療ができると宣伝していた．結果，2012 年に FDA の要請で連邦保安官局により製品は没収されている．

(2) 個人の感想

個人の成功談，「（製品で）糖尿病が治った」，「腫瘍が消失した」は作り話が多く，科学的な証拠の代わりにはならない．

(3) 即効性がある

合法の製品でさえも疾患をすぐに治したりや症状をすぐに取り除いたりするものは，ほとんど存在しない．「30 日で 30Ib（約 13.6kg）痩せる」や「数日で皮膚癌を失くす」など表現には注意が必要である．

(4) 天然素材を使用

自然界の植物（毒キノコなど）は摂取したら死に至るものもある．加えて，FDA によると，"100％天然素材" として販売されている製品にも危険域量の薬の成分や検証されていない活性を有す人工成分が含まれているとさ

れている.

■（5）奇跡の治療法

　新発見・大発見，科学上のブレークスルー，秘密の成分などの言葉に警戒
心が薄れてしまうかもしれない．しかし本当に深刻な疾患の特効薬が発見さ
れた場合，メディアで広く取り上げられ，医療者から処方されるはずであ
る．決して，広告やテレビ，インターネットコマーシャルに埋もれるもので
はない．

■（6）陰謀説

　製薬企業と政府がグルになって，特効薬の情報を隠蔽しているなどという
疑惑は真実ではない．このような疑惑によって消費者に奇跡の薬への当たり
前の疑問を抱かせないようにしているのである．

　これら情報があっても詐欺商品を判断しづらい．安全性が未検証であった
り疑わしい製品の購入を考えている場合には医師や医療従事者への相談が望
ましい．消費者はFDAのRSS（Riche Site Summary）フィードに登録す
ると詐欺的な製品の情報を携帯電話やコンピュータに送信してもらえるた
め，騙されることや製品による害を防ぐことができる．

　誇大広告されている製品と有益な製品の判断は難しい．覚えておくべき事
はFDAの承認が唯一の基準ではないことである．FDAの認可の意味する
ことは，その物質がとある研究室で検証されているという事だけであり，多
くの民間療法は検証さえされていない．基本的には，治療薬や製品の選択は
かかりつけの医師が主な相談相手でよいと思われる．

JCOPY 498−22452

結石と旅行

　もし定期的に結石発作があるのであれば，救急部（ER）に行くことになることや，助けが得られない状況にいることは避けたいであろう．旅行はすばらしいことであるが，カリブ海の離島やアフリカのサファリで発作が起きてしまった場合どうするのだろうか．どうやって助けを得たり，病院に受診したり，治療を受けたりすることができるのであろうか．実際に海外旅行を予約する前にこのような場合の対処法についてしっかり計画してから予約しよう．

　加えて，旅行で国内を運転中に強烈な痛みがでた場合にはどうしたらよいのであろうか．答えは，救急車を呼び最も近い病院に連れて行ってもらうことである．症状だけでは結石が1mmなのか7mmなのかは分からない．しっかり評価しないと，大きさはわからず，7mmであれば自然に尿中に排泄されないであろう．

C. 民間療法

　民間療法は典型的には家庭で作られた治療法で，薬草などを用いており，迷信に基づくものが多い．西洋医学の科学的な根拠によらない民間の伝統で作られる事が多い．アップルサイダー酢がその例であり，ほぼすべての症状に効くとされ，尿路結石もそのうちの一つである．詐欺商法の販売員は，重曹やレモン汁，オリーブオイルや水と混ぜて使うと尿路結石が消失し，痛みを取り除くと言うが残念ながらそうではない．他の民間療法もしかりである．

D. インターネット上の医学情報

　医学的情報は，かかりつけ医，友人，家族，医学書，新聞や雑誌の記事から得ているであろう．今日であればインターネットも一つのツールであろう．しかしインターネットで豊富な情報が得られるからといってそれらが正確で

信頼に値する情報とは限らず注意が必要である．一般的には .com のホームページには偏った情報が載っている事があり，政府のホームページである .gov の方[1] が信頼性の高い最新の情報が載っている．巻末にさまざまなトピックに対する推奨ホームページを載せた．

[1]　ホームページの URL の末尾から，一般のページ（.com. や jp），と政府（.gov），学術機関（.ac.jp）のページを見分けることができる．

3. サポートを得る

A. オンラインフォーラム

尿路結石による激痛が走って，ソファから一歩も動けなくなっている時，仕事や子供の世話，食事や他の簡単な事をどうしたらいいかと考えるであろう．そこに嘔気も加わった時には状況は悪化し，近くのトイレがどこにあるかだけが知りたいだけがすべてで，通勤や旅行が不可能であることは言うまでもない．

尿路結石に悩むのは，あなた一人ではない．その大変さを共有できる仲間は米国に数百万人存在し，あなたの痛みを十分に理解してくれるはずである．インターネットで調べると，結石持ちであなたのような経験をしている人を簡単に見つけられる．泌尿器科ケア財団のホームページ（The Urology Care Foundation website）は良い情報源である．

たとえば，ある女性は自分の夫の経験を書き込んでいる．

JCOPY 498－22452

　彼は結婚後の2回を含めて，尿路結石を今までに3回経験しています．初めての時には，大きさからは自然に排石するのが難しいと医師に診断され超音波治療で結石を破砕しました．一番最近起きたのは，この夏の忙しい時期で，娘に会いにニューヨークの病院に行っている最中でした．その際，夫から私の携帯電話に連絡があり，痛みが普段，自宅で使っている鎮痛薬では治らず，近くの病院の救急部（ER）を受診したということでした．

　普段，夫はアスピリンやイブプロフェンなどをめったに飲まない人です．もちろん救急に入った途端にパーコセット®（アセトアミノフェン＋オキシコドンの鎮痛薬）をくれという訳にはいきませんので，私が到着した時には絶え間なく襲ってくる治まらない痛みで叫んでおり，顔面蒼白になっていました．しかし，救急部の医師は生きているのも辛いほどの強い痛みに苦しむ患者ではなく，生命に関わる重症疾患の患者の対応を先にしなければなりませんでした．最終的に夫は鎮痛薬をもらい，診断目的に画像検査を行い，後日かかりつけの泌尿器科医の予約となったわけです．そこでは，さらに追加で鎮痛薬と結石を溶かし，排泄を促す薬を処方されました．しかし，結石自体は超音波治療が必要でない大きさであったため自然に排石するのを待たねばならず，そのため，痛みがひどい時には強い痛み止めを飲み，ソファに横たわっているしかなかったのです．そして実際に痛みがなくなるまで数週間かかりました．傍から見ていると，彼の苦しみは出産を含めた他の何よりも辛いのではないかと感じた次第です．

　このようなフォーラムをインターネットで見つける事ができ，他の人と話し合い，尿路結石と共に生きていくためのリソースや提案を得ることが可能である．

　他にもオンラインの支援グループから軽めの視点で書かれたものを紹介する．

> 　一回目はとても怖かった．寝室からキッチンに飲み物を取りに歩いている最中，突然，信じられないくらいの耐え難い痛みが私を襲い，倒れ込んでしまった．その時思った事は
> 「あー最悪だ．心臓発作だ．うん，待てよ，ここは心臓じゃないな．片方の腎臓が駄目になったんじゃないか．」
> 　私は助けを求め，婚約者を起こし，救急車を呼んでもらった．救急部で何時間も待っている間，壁をたたいているとなぜか少し楽になった．結局，入院し，点滴をうけ数日間病院にいる羽目になった．最終的には帰宅し，たくさんの水，少しばかりのビール，そして婚約者との性交を通じて，結石を排石した．

　オンラインではこのように，他の患者さんの痛みを和らげるコツや耐え難い痛みを乗り切る方法を見つける事ができる．薬のみを信じる人もいれば，ホッカイロ®や歩き回ると痛みが少し良くなるという人もいる．このようなサイトでは文句をいったり，愚痴ったり，また医師の治療法，食事のレシピに関する提案などを検索できる．

B. ┃ サポート体制の構築

　結石発作の時のために自分自身のサポート体制を作っておく事が重要である．子供などがいる場合，自分が寝込んでいる時に代わりをたてる必要があろう．自分が動けない時に，子供の送り迎えや料理，薬を取ってきてくれる人などを少しでも症状が出る前に依頼しておく．

　体調が悪い時にはすべて自分だけでしようとしてはならない．むしろ，助けてくれる人に頼る事も重要である．たとえば，痛みを和らげるために背中をさすってもらったり，手のひらや拳を作って痛みがある部位を押し込んでもらったりできるからである．骨盤の下に枕をおいてもらったり，痛みが耐えられなくなったら病院まで送ってもらったりすることも可能であろう．そ

うする事で相手も力になれたことで満足が得られるであろう．なぜならあなたが痛がっている時に，彼らが何もできる事がないと，逆に心が痛んでいるはずだからである．

C. サポートグループ

　患者によっては激烈な痛み，結石による日常生活への多大な影響により，うつ病になりやすい傾向がある．具体的には，病院受診，X 線検査，場合によっては入院加療，そして結石の予防のために飲水励行する結果，トイレに行く時間が増えるなどが挙げられよう．しかし，サポートグループはそんな時の安心材料である．状況や性格に応じて人に助けを求めることは有益だと思われる．同じ状況に置かれている人や同じ困難に立ち向かっている人と話す事で孤独感は軽減されるであろう．サポートグループにはインターネット上のものと実際に集まってやるものがある．

　集まって行うことは，患者やその家族や友達などがコミュニティを形成して，定期的に集まり，経験やアドバイスの共有，そして気持ちの面でサポートし合うものである．かかりつけの医者（泌尿器科医）や病院に聞いてみると自分の居住区の周りのサポートグループに関して話を聞くことができるかもしれない．

　もし面と向かう，顔を合わせるようなサポートグループが合わないのであれば，インターネット上のサポートグループを探すのが良いと思われる．インターネット上であれば家で，自分の個人情報を伝えずに落ちついて同じ症状の人と話をすることができる．自分にあったインターネット上のサポートグループを巻末のリソースで見つける事ができる．

　サポートグループに加えて，本やインターネットでは，他にもさまざまな情報を得ることができる．それらも巻末のリソースにある．

【海外セレブの結石事件簿】

ジェームズ ボンドですら，結石の痛みには耐えられないようである．

俳優のロジャー ムーアは 3 回の発作に苦しめられた．最初は映画「007 死ぬのは奴らだ」の撮影中，2 度目は映画「007 ムーンレイカー」のセット上でのことであった．

「耐え難い悪魔のような苦痛だった．あごが膝に付くくらい，かがんでしまったよ」．

職 業 選 択

もし慢性的な結石持ちであれば，状況が悪くなるため避けたほうがよい職業がある．たとえばスクールバス運転手だと，ずっと数時間も座っていなければならず，かつ結石の予防のための飲水が十分にできないためあまりお勧めできない．またマイクロチップを処理する職業でも，毎回除染をしなければならず，30 分毎にトイレに行くために清潔なスーツを脱ぐことができないため，飲水が不十分になりやすい．そうなると結石が作られやすくなるため，もし結石ができやすいのであれば職業選択も重要になってくる．

他に飛行機のパイロットや宇宙飛行士，出張・旅行が多い職業もお勧めできないだろう．連邦航空局は，尿路結石があるパイロットに関しては内科医によってしっかり診察，検査され，航空身体検査医（Aviation medical examiner）によって尿路結石に対して証明書が発行されていないとならないとされている．パイロットは治療を受けている内科医から航空身体検査医に対して書類を作成してもらい提出しなければならない．もし条件に合致しなければ，飛行機の操縦は許可されない．

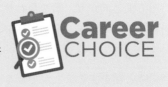

この本のガイド，医師の指導，サポートグループなどさまざまな情報を上手く使うことで，今後は結石発作が出ない事を切に願っている．

リソース[※1]

● AIDS

AIDS.ORG の役割は，HIV 感染を予防することの一助となり，また HIV や AIDS に冒された人々の生活を改善することです．そのために，すぐに見つかるウェブサイトを用いて，教育の場を提供し，無料での情報共有を推進しています．
< www.aids.org >

● シスチン尿症

The International Cystinuria Foundation（国際シスチン尿症財団）は，シスチン尿症に罹患した世界中の人々に，教育および健康関連のリソースを提供することにより，患者，家族，専門家，および友人からなる発展的でかつ強固な繋がりのグループを支援することを目指しています．また，腎機能の廃絶や障害，およびそれらに引き続いておこる健康，就労，および経済的側面への影響を軽減するために，研究および医学コミュニティ内におけるシスチン尿症の知識向上の促進も目的としています．
< www.cystinuria.org >

● 尿失禁

・The National Association for Continence（NAFC）

NAFC は尿失禁，排尿機能不全，およびそれと関連する骨盤底障害のある人々の生活の質を改善することを目的とする全国的規模を誇る私立の非営利団体です．NAFC の目的は，尿失禁の原因，予防，診断，治療，および管理上のその他の補足について，公的な教育や権利擁護に関する主要な情報源になることです．
< www.nafc.org >

・The Simon Foundation for Continence

The Simon Foundation for Continence の使命は，尿失禁に関するトピッ

※1　本 Chapter 中に示している団体・ウェブサイトは米国を中心とした欧米向けのものであり，日本人患者向けではない点の留意を要する．

クをオープンにし，尿失禁にまつわる偏見を取り除き，患者，家族，および治療
を行う医療専門家に援助を行い，希望を与えることにあります．
< www.simonfoundation.org >

● 間質性膀胱炎

The Interstitial Cystitis Association（ICA）は，治療およびより良い治療法
の開発を専門とする研究を支援し，意識を高め，また IC（間質性膀胱炎）と呼ば
れる持続的な尿意切迫，頻尿そして極度の膀胱痛を伴う疾患で苦しむ数百万人の
患者，医療提供者，研究者の拠点として役立っています．
< www.ichelp.org >

● 間質性膀胱炎ネットワーク

The Interstitial Cystitis Network は，間質性膀胱炎，過活動膀胱と他の骨盤
疼痛性障害を専門とした，女性が運営する社会的擁護や健康についての教育を行
うグループです．必要としている患者へ年中無休の重要なサポートを提供し，新
しい教材の開発，重要な研究を行い，オンラインセミナーや講義を提供して，間
質性膀胱炎の啓蒙活動を実施しています．これらはウェブサイトを訪れた患者へ
すべて無償で行っています．
< www.ic-network.com >

● 膀胱炎と過活動膀胱

The Cystitis and Overactive Bladder（COB）Foundation は，膀胱炎，過
活動膀胱，尿失禁にまつわる問題を持つあらゆる患者を，その家族，知人も併せ
てサポートしています．（英国を拠点としています）
< www.cobfoundationuorg >

● 腎癌

The Kidney Cancer Association（KCA）は，全世界に渡る患者，家族，医
師，研究者と他の医療専門家からなる慈善団体です．特に腎癌による苦しみ，死
亡の根絶を専門的に行う世界初の国際的慈善団体です．
< www.kidneycancer.org >

JCOPY 498-22452

● 腎臓病

・The National Kidney Foundation（NKF：米国腎臓財団）

　NKF は，米国の主要な組織で，数十万人の医療従事者，数百万人の患者とその家族，数千万人の腎臓病リスクのある米国人のために，腎臓病の啓発，予防，治療を専門に扱っています．

< www.kidney.org >

・The American Association of Kidney Patients（AAKP）

　AAKP は患者の声であり，連邦レベルでの規制および立法改革を通じて，質の高い医療へのアクセスの改善を提唱しています．

　AAKP は，腎臓病患者のコミュニティの形成，交流を促進し，患者の日常生活を最大限に援助するサービスを調べる取り組みを主導しています．

< www.aakp.org >

● 原発性高シュウ酸尿症，オキサローシス

　The Oxalosis and Hyperoxaluria Foundation（OHF）は，数千人の医療従事者，患者，およびその家族のために，原発性高シュウ酸尿症，オキサローシス，および関連する高シュウ酸尿症による尿路結石の啓発，理解，治療を専門的に扱う世界の主要な組織です．OHF は，患者，医療専門家，政府関係者，一般の人々，および一般企業の誰もが治療の進歩に関する正確な情報を入手できるように，知識を共有することを目指しています．

< www.ohf.org >

● 前立腺

・The Prostatitis Foundation

　前立腺炎の有病率について一般市民を教育することと，前立腺炎の原因と治療法を見い出す研究を奨励・支援することを目的としています．

< www.prostatitis.org >

・The Prostate Cancer Foundation（PCF）

　PCF は，前立腺癌を治療することを固く公約しており，主要な慈善団体として資金を提供し，世界的に研究を促進しています．全世界で前立腺癌と戦っている男性とそれらの家族のために，PCF は新しい標準治療と研究情報の主要な情報源となっています．

< www.pcf.org >

・The Prostate Cancer Research Institute

　The Prostate Cancer Research Institute は研究を支援し，また患者，家族および医学コミュニティを啓発する情報を広めることによって，男性における生活の質を改善することを使命とする慈善非営利組織です．

< www.pcri.org >

・The Center for Prostate Disease Research

　The Center for Prostate Disease Research は，前立腺疾患に取り組む基礎研究と臨床研究プログラムを実行しています．

< www.cpdr.org >

・The Prostate Health Education Network（PHEN）

　PHEN は，トーマス A. ファリントン（自身が前立腺癌生存者であり，「Battling the Killer Within」と「Battling The Killer Within And Winning」）の著者）によって 2003 年に設立された非営利団体です．そして，PHEN は取締役会によって運営され，そのプログラムとイニシアチブを実行するために，諮問委員会，スポンサー，パートナー，ボランティアと共働しています．

< www.prostatehealthed.org >

・Prostate Conditions Education Council（PCEC）

　PCEC は，男性の健康に専心する全国組織であり，前立腺の健康に関する主要なリソースです．PCEC は，前立腺癌の有病率，早期発見の重要性，選択可能な治療オプション，その他の男性の健康問題について，医学コミュニティに対して

だけでなく，男性，そして彼らの生涯の中で関わる女性への啓発と教育を通じて，命を救うことに専念しています．
< www.prostateconditions.org >

● まれな尿路結石疾患

The Rare Kidney Stone Consortium は，稀少な尿路結石疾患患者のケアとアウトカムを改善するために，研究者，臨床医，患者間で情報やリソースの交換を促進しています．この協会は，科学の進歩のために，診断の為の有用な検査，臨床経験の蓄積，入手可能な組織バンクを促進しています．
この協会の目的を下記に示します．

・登録システムを確立して，拡大し，知識の迅速な普及のために，患者組織と協力します．
・これらの疾患における腎障害の機序に関して，登録された症例の所見，組織リソースと試験的な計画を通して検証可能な仮説の形成を促します．
・将来の臨床研究のために特徴がはっきりした患者のコホートを醸成します．
・腎臓病学の稀な疾患の研究に研究者を引きつけて，トレーニングします．

< www.rarekidneystones.org >

● 性感染症

American Sexually Transmitted Diseases Association は，性感染症の制御と研究を専門とする組織です．その目的は以下の通りです．

STD の制御，予防と根本的な根絶を支援すること．医学，疫学，検査，社会的および行動学的研究を含む STD のすべての側面の研究をサポートすること．STD 制御と予防の面で優れた貢献を認識すること．そして，STD に関して信頼できる情報を広めることです．

< www.astda.org >

● Support Groups[※2]

多くの直接対面式，およびオンライン支援グループがあります．お見せしたものは，ほんのわずかです．あなたの担当医にさらなる推薦すべきグループについ

て尋ねてみてください.

< www.dailystrength.org/group/kidney-stones >

< www.mdjunction.com/kidney-stones >

< www.drugs.com/answers/support-group/nephrolithiasis www.medhelp.
org/forums/Kidney-Stones/show/1207 >

< www.exchanges.webmd.com/kidney-disorders-exchange >

< www.aakp.org/community/support-groups.html >

※2　このウェブサイトは，米国における対面式支援グループミーティングのリ
　　　スト提供しています.

用 語 集

単語名	内容
アシドーシス	体内を酸性に傾けるような異常がある病態.
アロプリノール	痛風発作や尿酸によって引き起こされる尿路結石の予防に使用される薬剤.
エイズ	後天性免疫不全症候群. HIV 感染における最終かつ最も深刻な段階であり, 免疫系に重度のダメージが及んでいる状態.
外尿道口	陰茎先端の開口部.
カルシウム	主に骨の硬い部分にみられ, その部位に貯蔵されるミネラル.
間質性膀胱炎（IC）	通常 30 歳以上の男女に起こりうる原因不明の疾患. 症状には, 腟と肛門の間の慢性疼痛, 持続的な尿意（IC 患者の中には日中に何十回も排尿する人もいる）, および性交中の疼痛がある.
逆行性尿道造影	尿道の異常の有無を調べる検査. 特殊な溶液を尿道に注入して X 線を撮影し, 溶液の漏出の有無を確認する検査. これにより, 尿道への外傷などを特定しうる.
急性	病気の短期間での発症.
血尿	尿中に血液が含まれる状態.
高カルシウム尿症	尿中にカルシウムが過剰に排泄される疾患.
肛門	老廃物（便）が体から排泄される開口部.
コンピューター断層撮影法（CT scan）	コンピューターを用いて複数の X 線画像からデータを取得し, それらを画像に入れ込むことで構成された体内構造物の画像.
シスチン尿症	シスチンと呼ばれるアミノ酸から生成された結石が腎臓, 尿管, 膀胱に形成される遺伝性疾患.
失禁	自分の意思とは関係なく尿が漏れる状態.

179

衝撃波結石破砕術（SWL）	衝撃波を用いて，体外から尿路結石を砕くための手技．
静脈性腎盂造影（IVP）	造影剤を使用して腎臓，膀胱，尿管を映し出し，尿路結石があるかを調べる X 線撮影法．
腎尿細管性アシドーシス	腎臓に原因があり，血液から尿に酸を適切に排泄できない疾患．
ステント	血管や体内の管状の部分（尿道や気管，胆道など）に留置して，狭窄・閉塞を防ぎ，開通した状態に保つ目的で設計された筒状の医療機器．
精巣捻転	精索のねじれ．精索は睾丸に血液を送る臓器である．精索は回転してねじれることがあり，その際，睾丸への血液供給を遮断されることとなる．
前立腺	クルミの形と大きさで，膀胱の下方，直腸の前方に位置する．生殖器系の一部である柔らかい腺であり，内部に尿道が通っており，精液の一部である前立腺分泌液を作る．
前立腺炎	中年男性に多い前立腺の腫脹であり，潜在的な腫瘍，前立腺癌，食物アレルギー，カンジダ症などの酵母感染症，尿酸に関連する障害，および前立腺結石によって引き起こされる．
前立腺肥大（BPH）	肥大した前立腺．
タンパク同化ステロイド	精巣が十分なテストステロンを生成しない状態を治療するために 1930 年代後半に開発された非常に強力な合成物質．
超音波	超音波検査や診断超音波検査と呼ばれ，高周波音波を使用して体内のいくつかの臓器を画像化する．
直腸	肛門で終わる大腸の最終部位．
痛風	血液中の尿酸値の異常な上昇，繰り返す関節炎の発作，関節内および周囲への尿酸結晶の沈着，腎機能低下および尿路結石を特徴とする疾患．
尿	腎臓によって生成される液体排泄物．
尿管	それぞれの腎臓から 1 本ずつ膀胱に尿を運ぶための管状構造物．各尿管は腎臓から始まり下降し，その先端は膀胱につながり終わる．

尿管鏡	より小さな尿路結石に使用される．尿道と膀胱を通過して尿管まで到達するカメラが装備されている．カメラで石の場所を特定し，結石を把持し，排石し得るサイズに砕き，一時的にステントを留置する．
尿道	陰茎の中を走行している管状の構造物で，尿や精液を体外に出す役割を担う．
尿路結石	腎臓で形成される小さな硬い沈着物で，尿路を通過する際に疼痛を伴うことが多い．
尿路結石症	腎臓を含む上部尿路や下部尿路に結石を有している疾患．
敗血症	細菌やその他の感染性微生物，またはそれらによって産生された毒素が血流に存在し，全身に広がった状態．
破砕術	結石を尿中へ排出できるように，小さな破片に砕く手技．
泌尿器科医	男性と女性の尿路および男性の生殖器に関する医学的諸問題に対応する専門家．
泌尿器系	腎臓・尿管・膀胱・尿道という一連の機能，またはその解剖に関連して用いる用語．たとえば，尿路とは，尿を産生・貯留・排出する体内の一連の臓器を指す．
泌尿器内視鏡学的処置	最小限の侵襲で尿路結石を治療できる技術．
副甲状腺機能亢進症	頸部に位置する副甲状腺が副甲状腺ホルモンを過剰に産生する疾患．
副腎	両側腎臓の頭側直上に位置し，テストステロンやコルチゾールの分泌量を含むホルモンの制御を行う臓器．電解質の調節にも関与する．
プリン体	食事中の核酸の最終代謝産物．プリン体の中には体内で生成されるものがある．プリン体は，多くの薬物およびその他の物質，たとえばカフェインなどに含まれている．プリン体を用いたり，排出したりすることができない人に高尿酸血症が多々起こり，痛風の発症につながる．
膀胱	尿を貯留する働きを有す骨盤内の洋梨形の袋．十分に満たされると，トイレに行く時間であるという信号を脳に伝達する．

膀胱鏡	膀胱に障害がないことを確認するために，尿道と膀胱まで挿入される光ファイバーカメラ．

JCOPY 498-22452

Evan R. Goldfischer
医学博士、経営学修士、米国外科学会正会員、泌尿器科認定専門医

Evan R. Goldfischer は、米国外科学会正会員および泌尿器内視鏡学会会員である。ニューヨーク州ポキプシー市（州中部の人口3万人の都市）に所在する Vassar Brothers Medical Center において泌尿器科ディレクターとして勤務するとともに、同センターの医療経営に従事し、および医療の質改善委員会に参画していた。また現在は、非営利慈善団体 Premier Cares Foundation を設立し、代表責任者として、前立腺癌患者や大腸癌患者を中心に、経済的な事情で満足な医療を受けられない泌尿器疾患・消化器疾患患者の援助、教育、意識の向上、そして治療を提供することを使命としている。その他、「Practice Management for Urology Group: LUGPA's Guidebook（2017年）」の編集代表をはじめとして、幅広い出版活動等を通じ、広く国内外に向けて尿路結石症や低侵襲手術に関する知見の普及・情報発信に努めている。

世界一やさしい！ 尿路結石の本 　　　ⓒ

発　行　　2020年6月10日　1版1刷

著　者　　Evan R. Goldfischer

監　修　　柴垣有吾
　　　　　しば がき ゆう ご

監　訳　　冨永直人
　　　　　とみ なが なお と

発行者　　株式会社　中外医学社

　　　　　代表取締役　青木　　滋

　　　　　〒162-0805　東京都新宿区矢来町62
　　　　　電　話　　（03）3268-2701（代）
　　　　　振替口座　　00190-1-98814番

印刷・製本/(有)祐光　　　　　＜MS・YK＞
ISBN 978-4-498-22452-0　　Printed in Japan